Die orthopädische Untersuchung in der Sportmedizin

Leitlinien zur orthopädischen Untersuchung
von Kaderathleten
im Rahmen der sportärztlichen Untersuchung

Heinz Birnesser / Hans-Peter Boschert / Rainer Eckardt / Andreas Gösele /
Thomas Horstmann / Frank Mayer / Holger Schmitt (Hrsg.)

VERLAG KARL HOFMANN SCHORNDORF

Die Deutsche Bibliothek – CIP-Einheitsaufnahme

Die orthopädische Untersuchung in der Sportmedizin : Leitlinien zur orthopädischen Untersuchung von Kaderathleten im Rahmen der sportärztlichen Untersuchung / Heinz Birnesser ... (Hrsg.). – Schorndorf : Hofmann, 2001
   (Materialien zu Sport und Bewegung : Förderstrukturen im Leistungssport)
   ISBN 3-7780-7802-X

Materialien zu Sport und Bewegung
im Auftrag des Ministeriums für Kultus, Jugend und Sport Baden-Württemberg
und des Landessportverbandes Baden-Württemberg
mit Unterstützung der Gmünder ErsatzKasse **GEK**.

Beirat: Prof. Dr. Klaus Bös
   PD Dr. Norbert Fessler
   Prof. Dr. Wolfgang Schlicht
   Dieter Schmidt-Volkmar

In den 'Materialien zu Sport und Bewegung' umfasst der Themenschwerpunkt 'Förderstrukturen im Leistungssport' derzeit folgende Schriften:

H. Birnesser / H.-P. Boschert / R. Eckardt / A. Gösele / Th. Horstmann / F. Mayer / H. Schmitt (Hrsg.) (2001)
Die orthopädische Untersuchung in der Sportmedizin
Leitlinien zur orthopädischen Untersuchung von Kaderathleten
im Rahmen der sportärztlichen Untersuchung.
Redaktion: Frank Mayer, Andreas Gösele
Schorndorf: Hofmann.

D. Günther / K. Knirsch / R. Möll / A. Rapp / J. Schwenk / V. Stark (1999)
Förderkonzept Leistungssport Baden-Württemberg
Strukturen und Fördersystematik.
Schorndorf: Hofmann.

K. Bös / N. Fessler / D. Schmidt-Volkmar / V. Stark / J. Ulmer (Hrsg.) (1999)
Wegweiser Leistungssport
Programme, Projekte und Strukturen in Baden-Württemberg.
Schorndorf: Hofmann.

N. Fessler (1999)
Talentsuche und Talentförderung im Sport
Analyse des Systems der Talentfördergruppen in Baden-Württemberg.
Schorndorf: Hofmann.

Bestellnummer: 7802

© 2001 by Verlag Karl Hofmann, Schorndorf
Alle Rechte vorbehalten. Ohne ausdrückliche Genehmigung des Verlags ist es nicht gestattet, die Schrift oder Teile daraus auf fototechnischem Wege zu vervielfältigen. Dieses Verbot – ausgenommen die in §§ 53, 54 URG genannten Sonderfälle – erstreckt sich auch auf die Vervielfältigung für Zwecke der Unterrichtsgestaltung. Als Vervielfältigung gelten alle Reproduktionsverfahren einschließlich der Fotokopie.
Gesamtherstellung in der Hausdruckerei des Verlags
Printed in Germany · ISBN 3-7780-7802-X

INHALTSVERZEICHNIS

Vorwort 5

1 Einleitung 7

2 Allgemeiner Teil 9

    Klinischer Untersuchungsbogen 10
    Muskelfunktionsdiagnostik 12

3 Spezieller Teil 19

    Basketball 20
    Boxen 21
    Eishockey 22
    Eiskunstlauf 23
    Fechten 24
    Fußball 25
    Gewichtheben 26
    Golf 27
    Handball 28
    Hockey 29
    Judo 30
    Kanu (Kajak und Kanadier) 31
    Karate / Taekwondo 32
    Klassisches Ballett und Tanz 33
    Kunstradfahren / Radball 34
    Kunstturnen 35
    Leichtathletik (Lauf) 36
    Leichtathletik (Sprung) 37
    Leichtathletik (Wurf) 38
    Orientierungslauf 39
    Radfahren 40
    Reiten, Voltigieren 41
    Ringen (Freistil, Griechisch-römisch) 42
    Rhythmische Sportgymnastik 43
    Rollkunstlauf 44
    Rudern 45
    Rugby 46

Sportschießen 47
Schwimmen 48
Segeln / Surfen 49
Ski alpin 50
Skilanglauf 51
Skispringen 52
Tennis, Squash, Badminton 53
Tischtennis 54
Trampolinturnen 55
Volleyball 56
Wasserball 57
Wasserspringen 58

4 Empfohlene Röntgenuntersuchungen 59

5 Autorenverzeichnis 61

VORWORT

Die vorliegenden Leitlinien zur sportmedizinisch-orthopädischen Untersuchung sind das Ergebnis einer Zusammenarbeit der baden-württembergischen sportmedizinischen Untersuchungsstellen, die über jahrelange Erfahrungen in der Betreuung und Untersuchung von Leistungs- und Breitensportlern verfügen.

Damit wird insbesondere für die jüngeren Kollegen eine Orientierungshilfe für sportmedizinische Untersuchungen gegeben. Für den Landessportverband Baden-Württemberg soll außerdem erreicht werden, dass ein in gewissen Grenzen einheitliches und transparentes Verfahren in den einzelnen Untersuchungsstellen durchgeführt wird, so dass die Ergebnisse leichter nachzuvollziehen und austauschbar sind. Damit soll allerdings nicht die Entscheidungsfreiheit des verantwortlichen Arztes für weitergehende oder zusätzliche Untersuchungen berührt werden.

Ein besonderer Dank gilt den Autoren, dass sie hier dem Beispiel der „evidence based medicine" gefolgt sind und ihre jeweilige Untersuchungsstruktur im Einzelnen auch mit der Literatur begründen.

Ich bin sicher, dass die vorliegenden Leitlinien durch die enge Zusammenarbeit des Landessportverbandes mit den sportmedizinischen Untersuchungsstellen den Sportlern und Patienten zugute kommen werden und darüber hinaus auch für die niedergelassenen Kollegen ein Standard werden können.

Tübingen, September 1999

Prof. Dr. Hans-Hermann Dickhuth
(Präsident der Deutsche Gesellschaft
für Sportmedizin und Prävention)

1 EINLEITUNG

Der menschliche Körper wird im Leistungssport extremen Belastungen unterworfen, weshalb der Bewegungsapparat in einer Vielzahl von Sportarten einen leistungslimitierenden Faktor darstellt. Eine optimale Funktion von Muskeln, Sehnen, Bändern und Gelenken ist somit Voraussetzung, um höchsten Anforderungen gerecht zu werden.

Oft stehen bereits jugendliche Sportler und ihr Umfeld unter hohen Anforderungen und sehen sich einer Vielzahl verschiedener Ansichten und Meinungen gegenüber. Aus diesem Grunde ist unabdingbar, dass die einzelnen Untersuchungszentren und -stellen bezüglich der Beurteilung eine einhellige Meinung vertreten. Dies war ein entscheidender Beweggrund bei der Erstellung dieses Manuskriptes.

In der Vergangenheit wurden bereits mehrere Konzepte einer einheitlichen sportorthopädischen Untersuchung von Kaderathleten verfolgt. Das hier vorgestellte Manuskript soll somit nicht als weiterer Versuch verstanden werden, einen neuen Untersuchungsbogen zu entwerfen, sondern als Zeichen dessen, dass die verschiedenen Untersuchungszentren in Baden-Württemberg eine einheitliche Meinung in der sportorthopädischen Beurteilung von Kaderathleten vertreten. Die Untersuchungsanleitung und auch die Darstellung der Muskelfunktionsdiagnostik stellen den orthopädischen Untersuchungsgang der genannten Untersuchungszentren dar und können sowohl als hilfreiche Anleitung für sportorthopädisch Interessierte als auch als Dokumentationsbogen verstanden werden.

Die orthopädische Vorsorgeuntersuchung ist notwendig, um einerseits Schäden und Verletzungen des Bewegungsapparates zu vermeiden und andererseits seine Leistungsfähigkeit zu erhalten. Dabei gilt es unter anderem Präarthrosen aufzudecken, die zum großen Teil im Jugendalter noch keine Beschwerden verursachen, aufgrund ihrer Spätfolgen aber die Eignung für bestimmte Sportarten in Frage stellen.

Die Grundlage der Beurteilung der sportlichen Tauglichkeit eines jungen Athleten ist die sorgfältige klinische Untersuchung. Einen sehr breiten Raum nimmt bei den orthopädischen Vorsorgeuntersuchungen zudem die Muskelfunktionsdiagnostik ein, da Muskelschwächen und Muskelverkürzungen als eine der Ursachen für Beschwerden und Funktionsstörungen der Wirbelsäule und der Gelenke angesehen werden. Sie können bei längerem Bestehen auch zu strukturellen Schäden führen.

Bei klinischen Hinweiszeichen sind häufig als Zusatzdiagnostik Röntgenaufnahmen anzufertigen, da erst mit diesen eine exakte Beurteilung der Belastbarkeit abgegeben werden kann. Bei einigen Sportarten, die die Wirbelsäule besonders belasten, sollte deshalb bei der Eingangsuntersuchung auch ohne klinische Hinweiszeichen oder Beschwerden, die Indikation zur Anfertigung von Röntgenaufnahmen im Interesse des Athleten großzügig gestellt werden. Gerade die Beurteilung der Belastbarkeit bei Vorliegen von Wirbelkörperaufbaustörungen oder des Wirbelgleitens beim jugendlichen Sportler kann alleine durch die klinische Untersuchung nicht abschließend gewährleistet werden.

Einleitung

Da die jungen Athleten in der Regel allerdings beschwerdefrei sind, ist die Röntgendiagnostik oft nicht ohne weiteres zu verstehen und deshalb Inhalt der Kritik. Die in diesem Leitfaden empfohlenen Aufnahmen sind unter Würdigung einer strengen Indikation und der Kenntnis der dargestellten Literatur notwendig, um eine umfassende Beurteilung der sportlichen Belastbarkeit der jungen Athleten zu erlauben.

Obwohl bei allen Leistungssportlern der Bewegungsapparat in sämtlichen Abschnitten sorgfältig untersucht werden muss, wollen wir im Folgenden, angeregt durch die Trainer und den Landessportverband Baden-Württemberg, stichpunktartig Schwerpunkte in spezifischen Sportdisziplinen ansprechen. Dies dient unter anderem jungen Kollegen zur Orientierungshilfe. In diesem Sinne erhoffen die mitarbeitenden Kollegen eine Einheitlichkeit im Untersuchungsgang und in der sportartspezifischen Beurteilung zu erzielen.

Im Oktober 1999   *Die Autoren*

2 ALLGEMEINER TEIL

Der allgemeine Teil gliedert sich in in eine **Sportärztliche Untersuchungsanleitung** des Stütz- und Bewegungsapparates und eine **Anleitung zur Muskelfunktionsdiagnostik**.

In der Untersuchungsanleitung sind nach Auffassung der Autoren notwendige Untersuchungstechniken für eine klinisch-orthopädische Untersuchung eines Kaderathleten aufgezeigt. Der Bogen kann entweder als Merkblatt für den Untersuchungsgang, eventuell aber auch als Dokumentationsbogen verwendet werden. Es wird empfohlen, in Anlehnung an die gewonnenen Untersuchungsergebnisse einen orthopädischen Arztbrief oder Krankenblatteintrag (Vorgeschichte, Befund, ggf. Röntgen, Diagnose, Beurteilung und Therapie) als abschließende und zusammenfassende Dokumentation zu verfassen. Hierbei hat es sich bewährt, unter Berücksichtigung der Übersichtlichkeit hauptsächlich die pathologischen Befunde darzustellen und sich bei der Dokumentation von Normalbefunden auf ein notwendiges Minimum zu beschränken.

Die aufgezeigte Muskelfunktionsdiagnostik ist nach Auffassung der Autoren eine sinnvolle Auswahl für eine orthopädische Kaderuntersuchung. Es wird allerdings für notwendig erachtet, dass diese Funktionsdiagnostik orientierend bei jeder Untersuchung eines Athleten durchgeführt wird. Die Dokumentation kann hierbei ebenfalls auf den entsprechenden Bögen oder als Ergänzung in den orthopädischen Brief bzw. Krankenblatteintrag aufgenommen werden.

Allgemeiner Teil

Klinischer Untersuchungsbogen

1. Stammdaten	
Name:	Geburtsdatum:
Vorname:	Geschlecht:
Straße:	
PLZ/Ort:	
Hauptsportart:	Hauptdisziplin:
Ausgleichssportarten:	Untersuchungsdatum:

2. Anamnese

3. Biometrische Daten
Körpergröße:
Körpergewicht:
Sprungbein/Händigkeit:
Anmerkungen:

4. Inspektion und Allgemeine Untersuchung	
Untersuchung	*Befund*
Wirbelsäule/Rumpf	
Thoraxform	
Rückenform (flach, rund, hohl, hohl-rund)	
Stellung der Schulterblätter	
Beckenstand	
Ott-Zeichen (C 7 + 30 cm nach caudal) in Flexion und Reklination	
Schober-Zeichen (S 1 + 10 cm nach cranial) in Flexion und Reklination	
Haltungsschwäche (Test nach Matthiass)	
FBA vorgebeugt in cm	
Anmerkungen:	
Obere Extremität	
Armachse	
Fingerdeformitäten, Schwielenbildung	
Gekreuzter Nackengriff	
Anmerkungen:	

Untersuchung	Befund
Untere Extremität	
Beinachsen (varum, valgum, recurvatum)	
Fußform (Senk, Spreiz, Knick, Hohl, Platt und Kombinationen)	
Fuß- und Zehendeformitäten	
Anmerkungen:	

5. Funktionelle Untersuchungen

Untersuchung		Befund
Wirbelsäule/Rumpf		
Beweglichkeit (HWS)	Inklination/Reklination (45-0-45)	
	Seitneigung (45-0-45)	
	Rotation (80-0-80)	
Beweglichkeit (BWS)		
Beweglichkeit (LWS)		
Zusatzuntersuchungen	Lasègue, Valleix Druckpunkte, Spine-Test, Vorlauf	
	Muskelfunktionstests (Dehnfähigkeit/Kraft)	
Anmerkungen:		
Schultergelenke		
Beweglichkeit	Abduktion/Adduktion (180-0-40)	
	Ante-/Retroversion (180-0-40)	
	Innen-/Außenrotation (90-0-60)	
	Innen-/Außenrotation (in 90° Abd)	
Zusatzuntersuchungen	Instabilitätstest (z. B. Apprehension, Sulcuszeichen, Relocation)	
	Impingementtests (z. B. Hawkins, Neer)	
	Druckschmerz (z. B. Coracoid, Tub. majus, ventraler Gelenkspalt)	
	Muskelfunktionstests (Dehnfähigkeit/Kraft)	
Anmerkungen:		
Ellbogengelenke		
Beweglichkeit	Flexion/Extension (150-0-10)	
	Pro-/Supination (90-0-90)	
Zusatzuntersuchungen	Druckschmerz (z. B. Epicondylus medialis, lateralis, Instabilitätstests)	
	Muskelfunktionstests (Dehnfähigkeit/Kraft)	
Anmerkungen:		
Handgelenke/Hände/Finger		
Beweglichkeit	Palmarflexion/Dorsalextension (35/50-0-50/60)	
	Ulnarabduktion/Radialabduktion (30-0-30)	

Allgemeiner Teil

Untersuchung		Befund
Handgelenke/Hände/Finger *(Fortsetzung)*		
	Fingerbeweglichkeit	
	Muskelfunktionstests (Dehnfähigkeit/Kraft)	
Anmerkungen:		
Hüftgelenke		
Beweglichkeit	Flexion/Extension (130-0-110)	
	Ab-/Adduktion (40-0-30)	
	Innen-/Außenrotation (30-0-40)	
Zusatzuntersuchungen	z. B. Leistendruckschmerz, Trochanterklopfschmerz	
	Muskelfunktionstests (Dehnfähigkeit/Kraft)	
Anmerkungen:		
Kniegelenke		
Beweglichkeit	Flexion/Extension (150-0-10)	
Zusatzuntersuchungen	Bandapparat (z. B. Schublade, Lachmann, seitl. Stabilität)	
	Meniskuszeichen (z. B. Steinmann I + II, Payr)	
	Femoro-patellares Gleitlager (z. B. Zohlen, Fründ-Zeichen)	
Anmerkungen:		
Sprunggelenke/Füße/Zehen		
Beweglichkeit	OSG (Plantarflexion/Dorsalextension; 40/50-0-30)	
	USG (Inversion/Eversion; 20-0-40)	
	Zehenbeweglichkeit	
Zusatzuntersuchungen	Bandführung OSG	
	Muskelfunktionstests (Dehnfähigkeit/Kraft)	
Anmerkungen:		

Muskelfunktionsdiagnostik

Wadenmuskulatur

Dehntest:
Dorsalextension im OSG bei gestrecktem Kniegelenk und in 90° Beugung (im Kniegelenk)

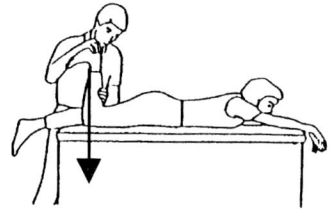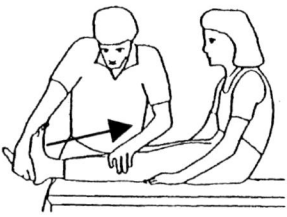

Beurteilung:
Bei Untersuchung in voller Streckung werden sowohl der M. gastrocnemius als auch der M. soleus geprüft, bei Untersuchung in 90°-Flexion: nur der M. soleus

Normwerte (bei voller Streckung):
0°-Stellung und mehr = 5
1–15° Plantarflexion = 4
>15° Plantarflexion = 3

Funktionstest:
Mehrmaliger einbeiniger Zehenstand (>5×)

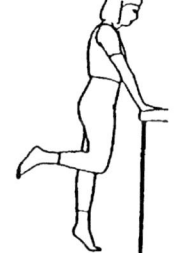

Muskulatur der Oberschenkel-Vorderseite (Kniestrecker)

Dehntest:
Beugung im Hüftgelenk (Gegenseite) zur Ausschaltung der Lendenlordose und Becken-Seitneigung.

Beurteilung:
Kniebeugung (bei max. Hüftstreckung) über 90° = 5
Kniebeugung bis 90° = 4
Kniebeugung unter 70° = 3

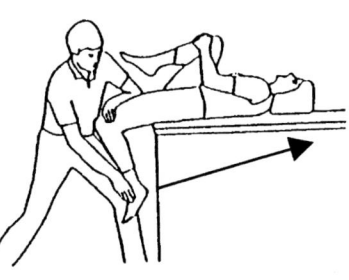

Die isolierte Prüfung des M. rectus femoris erfolgt in Bauchlage unter max. Flexion im Kniegelenk und dem Versuch, dabei die Ferse an das Gesäß anzunähern.

Beurteilung:
Ferse erreicht das Gesäß: = 5
Fersen-Gesäßabst. bis 15 cm = 4
Fersen-Gesäßabst. über 15 cm = 3

Funktionstest:
Maximale Beugung im Hüftgelenk (Gegenseite) Streckung im Kniegelenk gegen Widerstand des Untersuchers

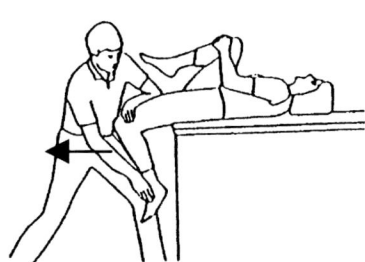

Allgemeiner Teil

Muskulatur der Oberschenkel-Rückseite (Kniebeuger)

Dehntest:
Beugung im Hüftgelenk mit gestrecktem Bein
(das Gegenbein wird flach auf der Unterlage fixiert)

Beurteilung:
Je nach Dehnfähigkeit entwickelt sich
ein Spannungsgefühl in der Kniekehle
Spannungsgefühl nach $\geq 90° = 5$
Spannungsgefühl nach $\geq 80° = 4$
Spannungsgefühl nach $\geq 60° = 3$

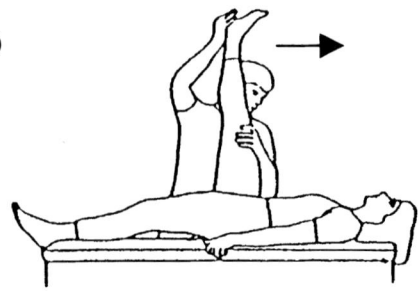

Funktionstest:
Beugung im Kniegelenk gegen Widerstand
des Untersuchers
(Cave: Beckenkippung muss vermieden werden)

Beurteilung: im Seitenvergleich

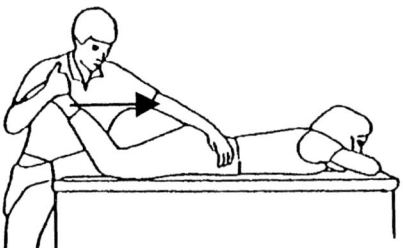

Hüftbeugemuskulatur

Dehntest:
Beugung im Hüftgelenk (Gegenseite) zur Ausschaltung
der Lendenlordose und Becken-Seitneigung.

Beurteilung:
Hyperextension über 15°   = 5
Hyperextension von 15°–0°   = 4
0°-Stellung wird nicht erreicht = 3

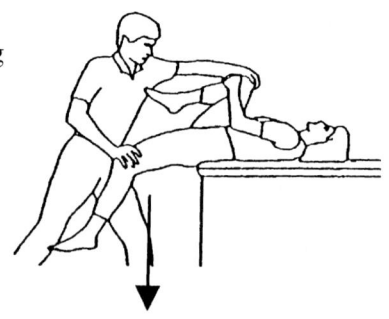

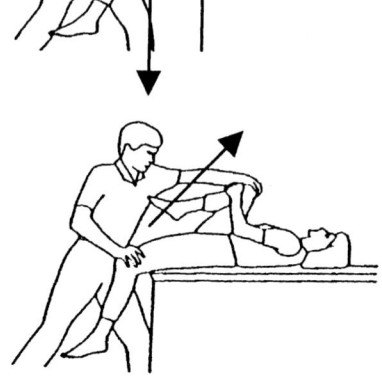

Funktionstest:
Maximale Beugung im Hüftgelenk (Gegenseite)
Beugung im Hüftgelenk gegen Widerstand des
Untersuchers

Seitliche Rumpf- und Hüftmuskulatur

Dehntest:
Maximale Abspreizung in Streckstellung von Hüft- und Kniegelenk; sowie in 90° Hüftbeugung

Beurteilung:
Im Seitenvergleich und nach subjektivem Gefühl, Abduktion von 60° = 5

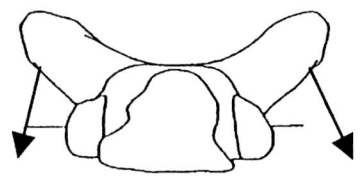

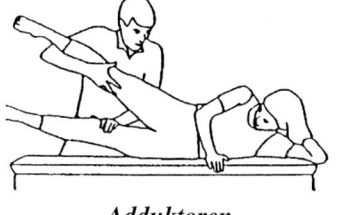

Adduktoren

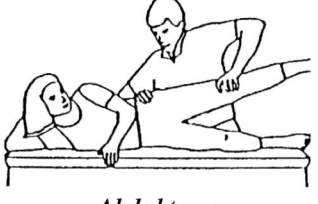

Abduktoren
M. tensor fasc. latae

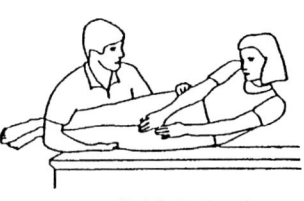

Seitl. Rumpf
M. quadratus lumb.

Funktionstest:
Funktionsprüfung der einzelnen Muskelgruppen im Seitenvergleich

M. tensor fasciae latae

Dehntest:
Rückenlage Oberschenkel frei hängend, Streckung in beiden Hüftgelenken

Beurteilung (Verkürzung):
Spontane Abspreizung von 0°   = 5
Spontane Abspreizung bis 10° = 4
Spontane Abspreizung über 10° = 3

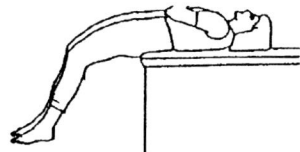

Allgemeiner Teil

Rücken- und Gesäßmuskulatur

Dehntest:
Maximale Hüft- und Kniebeugung,
zusätzlich Druck des Untersuchers, dabei sollte die
Wirbelsäule einen gleichmäßigen Bogen bilden.

Beurteilung:
Nach subjektivem Gefühl

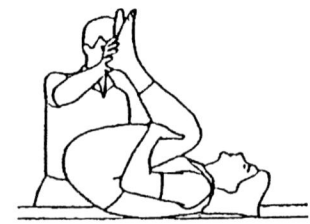

Funktionstest:
Proband hält sich an der Liege fest (Bauchlage) und hebt die
Beine unter Streckung im Hüftgelenk über die Horizontale.

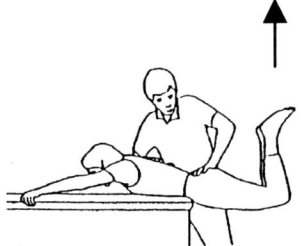

Gerade Rückenmuskulatur

Proband in Bauchlage:
Überstreckung im Hüftgelenk gegen den Druck des
Untersuchers.

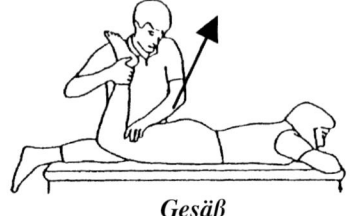

Gesäß

Bauchmuskulatur

Funktionstest:
In Rückenlage als Ausgangstellung, bei angewinkelten
Kniegelenken, erfolgt eine Aufrichtung des Oberkörpers
nach vorne.

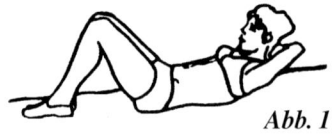

Abb. 1

Beurteilung:
Aufrichtung bei Nackengriff möglich (Abb. 1) = 5
Aufrichtung bei Vorhalten der Arme möglich (Abb. 2) = 4
Aufrichtung des Schultergürtels,
nicht jedoch Aufsetzen möglich   = 3

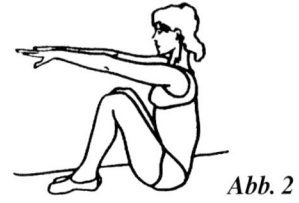

Abb. 2

Schulter- und Armmuskulatur

Dehntest:
Vordere Schultermuskulatur, Arm in Außenrotation, ohne Ausweichbewegungen der BWS

Beurteilung:
Arm kann vollständig abgelegt werden = 5
Arm wird abgelegt bis 10° = 4
Arm wird abgelegt bis 20° = 3

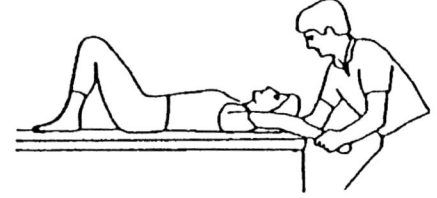

Funktionstest:
Proband in Stützposition (auf allen Vieren); Arme leicht gebeugt. Das Gewicht wird zunehmend nach vorne verlagert.

Beurteilung:
Auf der insuffizienten Seite kommt es zu einem Abheben des Schulterblattes (M. serratus ant. Schwäche)

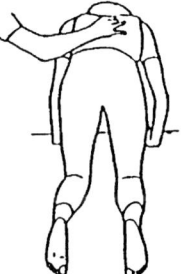

Literatur zur Untersuchungsanleitung

Debrunner, A. M. (1992). *Orthopädie – die Störungen des Bewegungsapparates in Klinik und Praxis.* Bern, Stuttgart, Toronto: Verlag Hans Huber.
DeLee, J. C., Drez, D. (1994). *Orthopeadic Sports Medicine: Principles and Practice. Volume I.* W. B. Saunders Company.
DeLee, J. C., Drez, D. (1994). *Orthopeadic Sports Medicine: Principles and Practice. Volume II.* W. B. Saunders Company.
Dyment, P. G. (1996). The Preparticipation Physical Examination. In Bar-Or, O. (Hrsg.), *The Child and Adolescent Athlete: Chapter 17:* 243–259, Blackwell Science.
Jäger, M., Wirth, C. J. (1992). *Praxis der Orthopädie.* Stuttgart, New York: Georg Thieme Verlag.
Krämer, K. L., Stock, M., Winter, M. (1997). *Klinikleitfaden Orthopädie.* 3., neu bearbeitete Auflage. Ulm, Stuttgart, Jena, Lübeck: Gustav Fischer Verlag.

Literatur zur Muskelfunktionsdiagnostik

Dangel, G., Reichhart H. (1989). *Fit und gesund im Sport.* Sindelfingen: Sportverlag
Janda, V. (1981). *Muskelfunktionsdiagnostik.* VfM-Verlag.
Buckup, K. (1995). *Klinische Tests an Knochen, Gelenken und Muskeln. Untersuchungen – Zeichen – Phänomene.* Stuttgart, New York: Thieme.
Spring, H., Illi, U., Kunz, R. (1985). *Dehn- und Kräftigungsgymnastik: Streching und dynamische Kräftigung.* Stuttgart, New York: Thieme.
Wieben, K., Falkenberg, B. (1997). *Muskelfunktion: Prüfung und klinische Bedeutung.* 2. Aufl. – Stuttgart, New York: Thieme.

3 Spezieller Teil

Im Folgenden werden häufige Lokalisationen von Verletzungen und Schäden in verschiedenen Sportarten entsprechend der angegebenen Literatur und eigenen Erfahrungen betreuender Ärzte und Trainer dargestellt. Die Angaben sind als Grundlage zu verstehen und können jederzeit ergänzt werden.

Die Empfehlungen zusätzlicher Untersuchungen und apparativer Diagnostik verstehen sich als Ergänzung der klinischen Untersuchung und der Durchführung einer entsprechenden Muskelfunktionsdiagnostik. Hierbei soll eine Entscheidungshilfe für einen, nach Auffassung der Autoren, sinnvollen und praxisorientierten Einsatz gegeben werden.

Als selbstverständlich sollte bei Kaderathleten im Nachwuchsbereich die präventive Bedeutung der Funktionsgymnastik erachtet werden. Im Absatz „Prävention" werden deshalb einige, zusätzliche, sinnvolle Maßnahmen angegeben.

Die angegebene Literatur ist eine Auswahl weiterführender Artikel bezüglich der jeweiligen Sportarten ohne Anspruch auf Vollständigkeit.

Einige der verwendeten Diagnosen sind als Sammelbegriffe anzusehen (z. B. Achillodynie) und im Einzelfall differentialdiagnostisch weiter aufzuschlüsseln.

Spezieller Teil

Basketball

Häufige Beschwerden und Verletzungen

Kopf

Wirbelsäule Prellungen, Haltungsinsuffizienz

Obere Extremität
- Schultergürtel: Bursitis subacromialis, Supraspinatustendinosen
- Hand/Finger: Kapsel-Bandverletzungen

Becken

Untere Extremität
- Knie: Kapsel-Bandverletzungen, Meniskusläsionen, Patellaansatztendinosen, Femoro-patellares Schmerzsyndrom
- OSG: Kapsel-Bandverletzungen
- Fuß: Achillodynie, Stressfrakturen

Sonstiges

Spezielle Untersuchungsmethoden

Keine

Prävention

Training der das OSG stabilisierenden Muskeln, evtl. Bandagen/Orthesen, hochschaftige Schuhe. Funktionsgymnastik zum Erhalt und zur Therapie der muskulären Balance.

Literatur

Kujala, U. M., Tailela, S., Antti-Poika, I., Orava, S., Tuominen, R., Myllynen, P. (1995). Acute injuries in soccer, ice hockey, volleyball, basketball, judo and karate: analysis of national registry data. *BMJ 311*, 1465–1468.

Pfeifer, J. P., Gast, W., Pförringer, W. (1992). Traumatologie und Sportschaden im Basketballsport. *Sportverl Sportschad. 6*, 91–100.

Sickles, R. T., Lombardo, J. A. (1993). The adolescent basketball player. *Clin Sports Med. 12*, 207–220.

Sonzogni, J. J., Gross, M. L. (1993). Assessment and treatment of basketball injuries. *Clin Sports Med. 12*, 221–238.

Steingard, S. A. (1993). Special considerations in the medical management of professional basketball players. *Clin Sports Med. 12*, 239–246.

Boxen

Häufige Beschwerden und Verletzungen

Kopf	Commotio cerebri
	Nasenbeinfrakturen, Unterkieferfrakturen, Zahnverletzungen
	Trommelfellverletzungen, Kontusionen des Auges mit Monokel- oder Brillenhämatom
	Quetsch-, Platz- und Risswunden, Weichteilkontusionen
Wirbelsäule	Rippenprellungen oder -frakturen
	Commotio cordis
	Schläge gegen Plexus solaris-Zone
Obere Extremität	Hand: Kontusionen
	Kapselverletzungen
	Frakturen, Luxationsfrakturen
	Arthrosen
	Läsion N. ulnaris
Becken	
Untere Extremität	
Sonstiges	

Spezielle Untersuchungsmethoden

Bei erstmaliger Kaderuntersuchung EEG empfohlen (evtl. Augen- und HNO-ärztliche Untersuchung)

Prävention

Kopfschutz, Mundschutz, Faustschutzmanschetten

Literatur

Ambrus, A. P., Böhmer, D., Szögy A. (1981). *Boxsport. In Sporttraumatologie,* Pförringer, W., Rosemeyer, B., Bär, H.-W. Erlangen: perimed Verlag, 72–79.

Lemme, W. (1997). *Boxen. In GOTS – Manual Sporttraumatologie,* Engelhardt, M., Hintermann, B., Segesser, B. (Hrsg.). Bern: Verlag Hans Huber, 258–266.

Prokop, L., Jelinek, R., Suckert, R. (1980). *Sportschäden.* Stuttgart, New York: Gustav Fischer Verlag, 125–127.

Ulbrich, P. (1994). Sportmedizinische Aspekte des Amateurboxens, *Dt Z Sportmed. 45,* 21–23.

Spezieller Teil

Eishockey

Häufige Beschwerden und Verletzungen

Kopf		Frakturen, Platz-, Schnitt- und Risswunden
Wirbelsäule		HWS-Kontusionen
		Verspannungen der Rückenstreckmuskulatur
Obere Extremität	Schultergürtel:	Klavikulafrakturen, AC-Gelenkssprengung, Luxationen, Instabilitäten
	Ellbogen:	Bursitiden
	Hand:	Frakturen (Finger und Metakarpalknochen)
Becken		
Untere Extremität	Knie:	Kapsel-Bandverletzungen, Meniskusverletzungen
	Fuß:	Frakturen (Fußwurzel und Mittelfuß)
Sonstiges		

Spezielle Untersuchungsmethoden

Keine

Prävention

Korrekte Schutzausrüstung
Funktionsgymnastik zum Erhalt und Therapie der muskulären Balance.

Literatur

Huyer, C., Hämel, D. (1997). Eishockey. In Engelhardt M., Hintermann, B., Segesser, B. (Hrsg.), *GOTS – Manual Sporttraumatologie,* 295–297. Bern: Verlag Hans Huber.

Kolb, M. (1981). Eishockey. In Pförringer, W., Rosemeyer, B., Bär, H.-W. (Hrsg.), *Sporttraumatologie,* 302–305, Erlangen: perimed Verlag.

Molsa, J. et al. (1997). Ice hockey injuries in Finnland, *Am J Sports Med. 25,* 495–499.

Pettersson, M., Lorentzon, R. (1993). Ice hockey injuries: a 4-year prospective study of a Swedish elite ice hockey team. *Br J Sports Med 27,* 251–254.

Stuart, M. J., Smith, A. (1995). Injuries in junior A ice Hockey. A three-year prospective study. *Am J Sports Med 23,* 458–461.

Voaklander, D. C. et al. (1996). Epidemiology of recreational and old timer ice hockey ijuries. *Clin J Sports Med 6,* 15–21.

Eiskunstlauf

Häufige Beschwerden und Verletzungen

Kopf — Commotio cerebri, Schädelfrakturen

Wirbelsäule — Fehlhaltung LWS/Becken, Knorpelverknöcherungsstörungen, Spondylolyse/-olisthesis

Obere Extremität
Frakturen
Subacromiales Impingement und Bursitis beim hebenden Partner
Kapsel-Bandverletzungen der Schulter
Schnittverletzungen
Kontusionen des Handgelenkes

Becken — Adduktorentendopathien, Apophysitis

Untere Extremität
- Knie: Kapsel-Bandverletzungen, Ansatztendinosen, Femoro-patellares Schmerzsyndrom, Apophysitis
- Unterschenkel: Mediales Tibiakanten-Syndrom
- OSG/USG: Bursitis und Hyperostosen
- Fuß/Zehen: Bursitis und Hyperostosen: Fußrücken und Groß-/Kleinzehe, Metatarsalgien, Ansatztendinosen
- Weichteilverletzungen

Sonstiges
Frakturen
Muskuläre Dysbalancen

Spezielle Untersuchungsmethoden

Bei erstmaliger Kaderuntersuchung Röntgen: LWS im Stehen in 2 Ebenen, evtl. schräg
Bei radiologischen Auffälligkeiten **ohne** klinische Symptomatik (z. B. einseitige Spondylolyse): Kontrolle nach 2 Jahren.
Im Wachstumsalter: eingeschränkte Belastbarkeit (Cave: Progredienz).
Bei radiologischen Auffälligkeiten **mit** klinischer Symptomatik: rumpfstabilisierende Maßnahmen und Kontrolle nach 6 Monaten (auch bei beidseitiger Spondylolyse und Spondylolisthesis).
Sporttauglichkeit in dieser Phase ***nicht*** uneingeschränkt vorhanden.

Prävention

Gleichgewichts- und Koordinationsschulung „an Land"
Ausgleich muskulärer Dysbalancen (v. a. Unterschenkel- u. Oberschenkelmuskulatur), Schuhanpassung

Literatur

Bernard, A. A., Corlett, S., Thomsen, E. et al. (1988). Ice skating accidents and injuries. *Injury. 19*, 191–192.

Davis, M. W. Litman, T. (1979). Figure skater's foot. *Minn.Med 62*, 647–648.

Gondolph-Zink, B., Puhl, W., Heyenbrock, M. (1989). Figure skating in high performance sports. *Sportverl Sportschad. 3*, 21–28.

Kjaer, M. and Larsson, B. (1992). Physiological profile and incidence of injuries among elite figure skaters. *J Sports Sci. 10*, 29–36.

Kujala, U. M., Taimela, S., Erkintalo, M. et al. (1996). Low-back pain in adolescent athletes. *Med Sci. Sports Exerc. 28*, 165–170.

Murphy, N. M., Riley, P., Keys, C. (1990). Ice-skating injuries to the hand. *J Hand Surg.[Br.] 15*, 349–351.

Smith, A.D. and Ludington, R. (1989). Injuries in elite pair skaters and ice dancers. *Am J Sports Med 17*, 482–488.

Williamson, D. M., Lowdon, I. M. (1986). Ice-skating injuries. *Injury. 17*, 205–207.

	Fechten

Häufige Beschwerden und Verletzungen

Kopf

Wirbelsäule Prellungen und Hämatome am Rumpf durch Waffentreffer
Rezidivierende Blockierungen BWS/LWS/ISG
Knorpelverknöcherungsstörungen BWS/LWS
Spondylolyse/-olisthesis, Hohlrundrücken
Muskuläre Dysbalancen besonders lumbosacral +Hüft-/Beckenregion
Tendenz zur Hyperlordosierung lumbosacral

Obere Extremität
- Schultergürtel: Instabilitäten, muskuläre Dysbalancen
- Ellbogen: Distorsionen, Ansatztendinosen: Epicondylus medialis und lateralis
- Unterarm: Muskuläre Dysbalancen
- Hand und Finger: Distorsionen
- Prellungen und Hämatome

Becken Apophysitis spina iliaca anterior

Untere Extremität
- Knie: Ansatztendinosen, Apophysitis tuberositas tibiae, Kapsel-Band-instabilitäten
- OSG/USG: Kapsel-Bandverletzungen, Apophysitis calcaneus
- Ober-/Unterschenkel: Muskuläre Dysbalancen
- Prellungen und Hämatome

Sonstiges Schnitt- und Stichverletzungen durch Klingenbruch

Spezielle Untersuchungsmethoden

Keine

Prävention

Korrekte Schutzausrüstung, Funktionsgymnastik zum Erhalt und Therapie der muskulären Balance (v. a. lumbale Rückenstrecker und ventrale Schultermuskulatur).

Literatur

Hoch, F. (1997). Fechten. In Engelhardt, M., Hintermann, B., Segesser, B. (Hrsg.), *GOTS – Manual Sporttraumatologie*, 267–271. Bern: Verlag Hans Huber.

Lanese R. R., Strauss R. H., Leizman D. J., Rotondi A. M. (1990). Injury and disability in matched men's and women's intercollegiate sports. *Am. J. Public Health. 80*, 1459–62.

Fußball

Häufige Beschwerden und Verletzungen

Kopf	Commotio cerebri, Platzwunden	
Wirbelsäule	Lumbalgien, Hohlrundrücken, Knorpelverknöcherungsstörungen	
Obere Extremität		
Becken	Adduktorentendopathien, muskuläre Dysbalancen: Lenden-Becken-Hüftregion, weiche Leiste	
Untere Extremität	Knie:	Kapsel-Bandverletzungen, Meniskusläsionen
	OSG/USG:	Kapsel-Bandverletzungen
	Achillessehne:	Achillodynie (Paratendinitiden, Tendinitiden und Ansatztendinosen)
	Weichteilläsionen	
	Frakturen	
	Nagelbetthämatome mit sekundärem Pilzbefall	
	Metatarsalgien	
Sonstiges		

Spezielle Untersuchungsmethoden

Keine

Prävention

Ausgleich muskulärer Dysbalancen (v. a. Lenden-Becken-Hüftregion: Hüftbeuger und Adduktoren). Stabilisationstraining Knie- und Sprunggelenke

Literatur

Fried, T., Lloyd, G. J. (1992). An overview of common soccer injuries. Management and prevention. *Sports Med. 14*, 269–275.

Hoff, G. L., Martin, T. A. (1986). Outdoor and indoor soccer: injuries among youth players. *Am J Sports Med. 14*, 231–233.

Inklaar, H. (1994). Soccer injuries. Incidence and severity. *Sports Med. 18*, 55–73.

Kujala, U. M., Tailela, S., Antti-Poika, I., Orava, S., Tuominen, R., Myllynen, P. (1995). Acute injuries in soccer, ice hockey, volleyball, basketball, judo and karate: analysis of national registry data. *BMJ 311*, 1465–1468.

Lindenfeld, T. N., Schmitt, D. J., Hendy, M. P. et al. (1994). Incidence of injury in indoor soccer. *Am J Sports Med. 22*, 364–371.

Schmidt-Olsen, S., Jorgensen, U., Kaalund, S. et al. (1991). Injuries among young soccer players. *Am J Sports Med. 19*, 273–275.

Spezieller Teil

Gewichtheben

Häufige Beschwerden und Verletzungen
Kopf
Wirbelsäule Osteochondrosen, Spondylolyse, Spondylolisthesis, M. Scheuermann
Obere
Extremität Schultergürtel: Ansatztendinosen Rotatorenmanschette und Bizepssehne, Bursitiden, Impingement, Luxationen
Ellbogen: Verletzungen medialer Kapsel-Bandstrukturen bei vermehrtem Valgus- und Hyperextensionsstress
Hand: Überlastungen Kahnbeinregion durch Dorsalflexion im Handgelenk (Reißen)
Becken
Untere
Extremität Knie: Ansatztendinose Quadrizepssehne, Patellasehne (Patellaspitze und Tuberositas tibiae), Femoro-patellares Schmerzsyndrom, Kapsel-Bandläsionen bei vermehrtem Varus- oder Valgusstress
Sonstiges

Spezielle Untersuchungsmethoden
Bei erstmaliger Kaderuntersuchung Röntgen: LWS im Stehen in 2 Ebenen, evtl. schräg
Bei radiologischen Auffälligkeiten **ohne** klinische Symptomatik (z. B. einseitige Spondylolyse): Kontrolle nach 2 Jahren.
Im Wachstumsalter: eingeschränkte Belastbarkeit (Cave: Progredienz).
Bei radiologischen Auffälligkeiten **mit** klinischer Symptomatik: rumpfstabilisierende Maßnahmen und Kontrolle nach 6 Monaten (auch bei beidseitiger Spondylolyse und Spondylolisthesis).
Sporttauglichkeit in dieser Phase *nicht* uneingeschränkt vorhanden.

Prävention
Rumpfstabilisierung.
Funktionsgymnastik zum Erhalt und Therapie der muskulären Balance.

Literatur
Dörr, B. (1997). Gewichtheben. In Engelhardt M., Hintermann, B., Segesser, B. (Hrsg.), *GOTS – Manual Sporttraumatologie*, 238–242. Bern: Verlag Hans Huber.
König, M., Biener, K. (1990). Sportartspezifische Verletzungen im Gewichtheben. *Schweiz Z Sportmed* 38, 25–30.
Krahl, H. (1971). Sportschäden und Sportverletzungen beim Gewichtheben. In *Dt. Sportärztebund 24. Tagung*, 166–188. Karl Demeter.
Mazur, L. J. et al. (1993). Weight-training injuries: Common ijuries and prevention methods. *Sports Med* 16, 57–69.
Nevasier, T. J. (1991). Weight.lifting: Risks ans injuries to the shoulder. *Clin J Sports Med 10*, 615–621.

Golf

Häufige Beschwerden und Verletzungen

Kopf

Wirbelsäule LWS-Beschwerden, Rippenfrakturen

Obere Extremität

	Schultergürtel:	Rotatorenmanschettenverletzungen und -degenerationen
	Ellbogen:	Epicondylitis medialis und lateralis
	Handgelenk/Hand:	Tendinitiden und Tenosynovitiden

Becken

Untere Extremität

	Knie:	Meniskusläsionen
	OSG:	Kapsel-Bandverletzungen
	Achillessehne:	Tendinitis/Peritendinitis, Ansatztendinose (Paratendinitiden, Tendinitiden und Ansatztendinosen)

Sonstiges

Spezielle Untersuchungsmethoden

Keine

Prävention

Rumpfstabilisierung.
Funktionsgymnastik zum Erhalt und zur Therapie der muskulären Balance.

Literatur

Batt, M. E. (1993). Golfing injuries, an overview. *Sports Med. 16,* 64–71.
Burdorf, A., Van der Steenhoven, G. A., Tromp-Klaren, E. G. (1996). A one year prospective study on back pain among novice golfers. *Am J Sports Med. 24,* 659–664.
Guten, G. N. (1996). Golf injuries, *Clin Sports Med. 15.*
McCarroll, J., Rettig, A., Shelbourne, K. D. (1990). Injuries in the amateur golfer. *The Physician and Sports Medicine 18,* 122–126.

Spezieller Teil

Handball

Häufige Beschwerden und Verletzungen

Kopf Commotio cerebri (Torwart)

Wirbelsäule Lumbalgien
Hohlrundrücken
Knorpelverknöcherungsstörungen

Obere Extremität

Schultergürtel: Teilrupturen der Rotatorenmanschette, Impingement und Bursitis subacromialis, Tendovaginitis lange Bicepssehne, gleno-humerale Instabilität, muskuläre Dysbalancen

Hand/Finger: Distorsionen und Kapsel-Bandverletzungen

Kontusionen und Prellungen
Frakturen

Becken

Untere Extremität

Knie: Kapsel-Bandverletzungen, Ansatztendinosen

OSG/USG: Kapsel-Bandverletzungen

Achillessehne: Tendovaginitis und Ansatztendinose

Sonstiges Kontusionen und Prellungen
Frakturen

Spezielle Untersuchungsmethoden

Keine

Prävention

Ausgleich muskulärer Dysbalancen (v. a. Schultergürtel und LWS)
ggf. Tape-Verbände, Ellbogen- und Knieschoner, Gonaden- und Kopfschutz Torwart

Literatur

Dirx, M., Bouter L. M., de Geus, G. H. (1992). Aetiology of handball injuries: a case-control study. *Br J Sports Med. 26*, 121–124.

Krüger-Franke, M., Fischer, S., Kugler, A. et al. (1994). Belastungsabhängige klinische und sonographische Veränderungen an den Schultergelenken von Handballspielern. *Sportverl Sportschad. 8*, 166–169.

Leidinger, A., Gast, W., Pförringer, W. (1990). Traumatologie im Hallenhandballsport. Eine sportmedizinische Analyse der Verletzungshäufigkeit und Unfallepidemiologie im bundesdeutschen Hallenhandballsport der Senioren nach 1981. *Sportverl Sportschad. 4*, 65–68.

Lindblad, B. E., Hoy, K., Terkelsen, C. J. et al. (1992). Handball injuries. An epidemiologic and socio-economic study. *Am J Sports Med. 20*, 441–444.

Nielsen, A. B., Yde, J. (1988). An epidemiologic and traumatologic study of injuries in handball. *Int J Sports Med. 9*, 341–344.

Hockey

Häufige Beschwerden und Verletzungen

Kopf

Wirbelsäule Verspannungen der Rückenstreckmuskulatur, LWS- Beschwerden, Verkürzung, M. iliopsoas

Obere Extremität Frakturen (Finger, Mittelhand, Unterarm, Klavikula), Kontusionen und Distorsionen

Becken

Untere Extremität
- Knie: Kapsel-Bandverletzungen, Meniskusverletzungen
- OSG/USG: Kapsel-Bandverletzungen
- Prellungen und Schürfungen

Sonstiges

Spezielle Untersuchungsmethoden

Keine

Prävention

Funktionsgymnastik zum Erhalt und zur Therapie der muskulären Balance (v. a. BWS und LWS). Training der das OSG stabilisierenden Muskulatur, evtl. Bandagen/Orthesen, hochschaftige Schuhe. Ausreichende Schutzkleidung.

Literatur

Eggers-Ströder, G., Hermann, B. (1994). Verletzungen im Feldhockey. *Sportverl Sportschad 8,* 93–97.
Hermann, B. et al. (1991). Hallenhockey: Verletzungen – Prävention. *Sportverl Sportschad 5,* 85–89.
Koller, W. (1997). Hockey. In Engelhardt, M., Hintermann, B., Segesser, B. (Hrsg.), *GOTS – Manual Sporttraumatologie,* 309–311. Bern: Verlag Hans Huber.
Thelen, E. (1981). Hockey. In Pförringer, W., Rosemeyer, B., Bär, H.-W. (Hrsg.), *Sporttraumatologie,* 234–239. Erlangen: perimed Verlag.

Spezieller Teil

Judo

Häufige Beschwerden und Verletzungen

Kopf	Nasenbeinfrakturen	
Wirbelsäule	Prellungen und Hämatome am Rumpf	
	Distorsionen der Wirbelgelenke	
	Rippenverletzungen	
	Hohlrundrückenhaltung mit Neigung zu statischen Beschwerden lumbosacral und Schultergürtel	
Obere Extremität	Hand/Finger:	Distorsionen
	Ellbogen:	Distorsionen, Kapsel-Bandverletzungen, Bursitis olecrani
	Schultergürtel:	Posttraumatische Instabilitäten, entzündliche Reizungen der AC-Gelenke, Bursitis subacromialis, Tendinitis der langen Bicepssehne und Rotatorenintervall-Läsion, Ansatztendinose am Humeruskopf
	Prellungen und Hämatome	
Becken		
Untere Extremität	Knie:	Kapsel-Bandverletzungen
	OSG/USG:	Kapsel-Bandverletzungen
	Zehen:	Distorsionen
Sonstiges	Prellungen und Hämatome	

Spezielle Untersuchungsmethoden

Bei erstmaliger Kaderuntersuchung Röntgen: LWS im Stehen in 2 Ebenen, evtl. schräg
Bei radiologischen Auffälligkeiten **ohne** klinische Symptomatik (z. B. einseitige Spondylolyse): Kontrolle nach 2 Jahren.
Im Wachstumsalter: eingeschränkte Belastbarkeit (Cave: Progredienz).
Bei radiologischen Auffälligkeiten **mit** klinischer Symptomatik: rumpfstabilisierende Maßnahmen und Kontrolle nach 6 Monaten (auch bei beidseitiger Spondylolyse und Spondylolisthesis).
Sporttauglichkeit in dieser Phase **nicht** uneingeschränkt vorhanden.

Prävention

Funktionsgymnastik zum Erhalt und zur Therapie der muskulären Balance (v. a. LWS und Schultergürtel).
Taping OSG/USG

Literatur

Callister, R., Callister, R. J., Fleck, S. J., Dudley, G. A. (1990). Physiological and performance responses to overtraining in elite judo athletes. *Med Sci Sports Exerc 22,* 816–824.
Kujala, U. M., Taileia, S., Antti-Poika, I., Orava, S., Tuominen, R., Myllynen, P. (1995). Acute injuries in soccer, ice hockey, volleyball, basketball, judo and karate: analysis of national registry data. *BMJ 311,* 1465–1468.
Rabenseifner, L. (1984). Sportverletzungen und Sportschaden im Judosport. *Unfallheilkunde. 87,* 512–516.
Strasser, P., Hauser, M., Hauselmann, H. J., Michel, B. A., Frey, A., Stucki, G. (1997). Traumatische Finger-Polyarthrose bei Judo-Sportlern: Eine Verlaufsbeobachtung. *Z Rheumatol 56,* 342–350.

Kanu (Kajak und Kanadier)

Häufige Beschwerden und Verletzungen

Kopf

Wirbelsäule Hyperkyphose (BWS), Segment-Blockierungen, M. Scheuermann, Skoliose (eher bei Kanadier), Spondylolyse

Obere Extremität Schultergürtel: Ansatztendinosen der Rotatorenmanschette bis zu Partialrupturen, Impingement, Bursitiden

Unterarm/Hand: Tendovaginitiden: Unterarm und Handgelenke

Becken

Untere Extremität Knie: Femoro-patellares Schmerzsyndrom

Sonstiges

Spezielle Untersuchungsmethoden

Bei erstmaliger Kaderuntersuchung: Röntgen der Wirbelsäule: BWS: in 2 Ebenen.
Bei radiologischen Auffälligkeiten **ohne** klinische Symptomatik: Kontrolle nach 2 Jahren empfohlen.
Bei zusätzlichen klinischen Auffälligkeiten (M. Scheuermann): rumpfstabilisierende Maßnahmen und radiologische Kontrolle nach 6 Monaten.
Zunächst *keine* uneingeschränkte Sporttauglichkeit vorhanden.

Prävention

Kajak: Ausreichende Schutzausrüstung, Funktionsgymnastik und Extensionsmobilisation der BWS

Literatur

Prokop, L., Jelinek, R., Suckert, R. (1980). *Sportschäden,* 136–139. Stuttgart, New York: Gustav Fischer Verlag.

Schmidt, H. (1993). Wirbelaufbaustörungen, in Überlastungsschäden im Sport. In C. J. Wirth, *Praktische Orthopädie Band 23,* 139–147. Stuttgart, New York: Georg Thieme Verlag.

Schürch, P., Rosemeyer, B. (1985). Kanusport. In Pförringer, W., B. Rosemeyer, H.-W. Bär, *Sporttraumatologie,* 151–157. Erlangen: perimed-Verlag.

Karate / Taekwondo

Häufige Beschwerden und Verletzungen

Kopf — Schädelprellungen, Commotio-/ Contusio cerebri
Platz- und Risswunden, Hornhautabrasion

Wirbelsäule — Spondylolyse/-olisthese, Rippenprellungen, Rippenfrakturen

Obere Extremität — Traumatische Thrombose der distalen A. ulnaris im Hypothenarbereich (Hypothenar Hammer Syndrome)
Kontusion des dorsalen Nervus ulnaris an der Mittelphalanx des Kleinfingers (Karate Kid Finger)
Kapsel-Bandverletzungen an Fingern und Handgelenken, Fingerfrakturen

Becken

Untere Extremität — Knie: Kapsel-Bandläsionen, Meniskusläsionen, osteochondrale Fraktur am lateralen Femurkondylus, Unterschenkelfraktur durch Fußfeger, Femoro-patellares Schmerzsyndrom

Sonstiges

Spezielle Untersuchungsmethoden

Bei erstmaliger Kaderuntersuchung Röntgen: LWS im Stehen in 2 Ebenen, evtl. schräg.
Bei radiologischen Auffälligkeiten **ohne** klinische Symptomatik (z. B. einseitige Spondylolyse): Kontrolle nach 2 Jahren.
Im Wachstumsalter: eingeschränkte Belastbarkeit (Cave: Progredienz).
Bei radiologischen Auffälligkeiten **mit** klinischer Symptomatik: rumpfstabilisierende Maßnahmen und Kontrolle nach 6 Monaten (auch bei beidseitiger Spondylolyse und Spondylolisthesis).
Sporttauglichkeit in dieser Phase *nicht* uneingeschränkt vorhanden.

Prävention

Funktionsgymnastik zum Erhalt und zur Therapie der muskulären Balance.
Taping OSG/USG

Literatur

Chiu, D. (1993). „Karate Kid" Finger. *Plast Reconstr Surg. 91,* 362–364.
Mbubaegbu, C., Percy, A. (1994). Femoral osteochondral fracture – a non contact injury in martial arts? A case report. *Br J Sports Med. 28,* 203–205.
Muller, L., Rudig, L., Kreitner, K., Degreif, J. (1996). Hypothenar hammer syndrome in sports. *Knee Surg Sports Traumatol Arthrosc. 4,* 167–170.
Tuominen, R. (1995). Injuries in national karate competitions in Finland. *Scand J Med Sci Sports. 5,* 44–48.

Klassisches Ballett und Tanz

Häufige Beschwerden und Verletzungen

Kopf

Wirbelsäule Pseudoradikuläres HWS- und LWS-Syndrom bei schlechter muskulärer Stabilisierung, Spondylolyse/-olisthese

Obere Extremität Schultergürtel: Myotendopathien Schulter/Nacken

Becken

Untere Extremität
- Beckenring: Ansatztendinose Tuber ischiadicum, Os pubis und Spina iliaca ant. inf., degenerative Veränderungen
- Kniegelenk: Femoro-patellares Schmerzsyndrom, Patellaspitzensyndrom
- Unterschenkel: Tibiakantensyndrom (Tibialis posterior), Tendinitis flexor hallucis longus
- OSG/USG: Kapsel-Bandverletzungen, Achillodynie, Impingement dorsale Kapsel und Ostrigonum
- Fuß: Metatarsalgie und Stressfrakturen, Überlastung Großzehengrundgelenk

Sonstiges

Spezielle Untersuchungsmethoden

Bei erstmaliger Kaderuntersuchung Röntgen: LWS im Stehen in 2 Ebenen, evtl. schräg
Bei radiologischen Auffälligkeiten **ohne** klinische Symptomatik (z. B. einseitige Spondylolyse): Kontrolle nach 2 Jahren.
Im Wachstumsalter: eingeschränkte Belastbarkeit (Cave: Progredienz).
Bei radiologischen Auffälligkeiten **mit** klinischer Symptomatik: rumpfstabilisierende Maßnahmen und Kontrolle nach 6 Monaten (auch bei beidseitiger Spondylolyse und Spondylolisthesis).
Sporttauglichkeit in dieser Phase ***nicht*** uneingeschränkt vorhanden.

Prävention

Funktionsgymnastik zum Erhalt und zur Therapie der muskulären Balance.

Literatur

Goertzen, M. (1997). Klassisches Ballett-Tanz. In Engelhardt, M., Hintermann, B., Segesser, B. (Hrsg.), *GOTS – Manual Sporttraumatologie,* 347–355. Bern: Verlag Hans Huber.

Goertzen, M., Ringelband, R., Schulitz, K. P. (1989). Verletzungen und Überlastungsschäden beim klassischen Ballett-Tanz. *Z Orthop. 127,* 98–107.

Kunstradfahren / Radball

Häufige Beschwerden und Verletzungen

Kopf

Wirbelsäule Hyperlordose (LWS), Hyperkyphose (BWS), Morbus Scheuermann, Hypermobilität LWS
Myogelosen und Verkürzungen: Rumpf (M. errector trunci, M. iliopsoas)

Obere Extremität Hand / Finger: Instabilität nach Kapsel-Bandverletzungen

Becken

Untere Extremität
Knie: Morbus Osgood-Schlatter, Femoro-patellares Schmerzsyndrom
OSG: Kapsel-Bandläsionen
Fuß: Kapsel-Bandverletzungen
Sonstiges: Muskuläre Dysbalancen zugunsten des dominanten Beines

Sonstiges

Spezielle Untersuchungsmethoden

Röntgen: LWS (inkl. thorako-lumbaler Übergang) in 2 Ebenen (nur Kunstradfahren / Untermann)

Prävention

Funktionsgymnastik zum Erhalt und zur Therapie der muskulären Balance.

Literatur

Keine aktuelle wissenschaftliche Literatur.

Kunstturnen

Häufige Beschwerden und Verletzungen

Kopf

Wirbelsäule Segmentlockerungen LWS, Spondylolysen und Spondylolisthesis
Wirbelkörperaufbaustörungen (thorakal und lumbal)

Obere Extremität
- Schultergürtel: Knorpelverknöcherungsstörungen: Humeruskopf, Rotatorenmanschettenläsionen (überwiegend Supraspinatus und Rotatorenintervall mit Bicepssehne, anteriore Instabilität, AC-Gelenks-Verletzungen)
- Ellbogen: Knorpelverknöcherungsstörungen
- Handgelenk: Knorpelschäden, Lockerung/Instabilität dist. radio-ulnare Syndesmose und Ligamentosen Handwurzel
- Finger: Kapsel-Band-Verletzungen

Becken

Untere Extremität
- Kniegelenk: Kniebinnenverletzungen (VKB und Meniskus), Femoro-patellares Schmerzsyndrom
- OSG/USG: Kapsel-Bandverletzungen, chron. Instabilitäten, Knorpelschäden
- Achillessehne: Apophysitis calcanei

Sonstiges

Spezielle Untersuchungsmethoden

Bei erstmaliger Kaderuntersuchung Röntgen: LWS im Stehen in 2 Ebenen (incl. thorako-lumbaler Übergang), evtl. schräg.
Bei radiologischen Auffälligkeiten **ohne** klinische Symptomatik (z. B. einseitige Spondylolyse): Kontrolle nach 2 Jahren.
Im Wachstumsalter: eingeschränkte Belastbarkeit (Cave: Progredienz).
Bei radiologischen Auffälligkeiten **mit** klinischer Symptomatik: rumpfstabilisierende Maßnahmen und Kontrolle nach 6 Monaten (auch bei beidseitiger Spondylolyse und Spondylolisthesis).
Sporttauglichkeit in dieser Phase **nicht** uneingeschränkt vorhanden.
Reklinationstest zur Beurteilung der Gesamtbeweglichkeit Schultern/Wirbelsäule/Hüftgelenke

Prävention

Funktionsgymnastik zum Erhalt und zur Therapie der muskulären Balance (v. a. Schultergürtel, Rumpf, Unterschenkel, Füße)

Literatur

Boschert, H. P., Elsässer, H. P., Lohrer, H. (1998). Kunstturnen. In Armin Klümper (Hrsg.), *Handbuch der Sporttraumatologie.* ecomed-Verlag.

Fellander-Tsai, L., Wredmark, T. (1995). Injury incidence and cause in elite gymnasts. *Arch Orthop Trauma Surg 114,* 344–346.

Konermann, W, Sell S. (1992). Die Wirbelsäule – Eine Problemzone im Kunstturnhochleistungssport. Eine retrospektive Analyse von 24 ehemaligen Kunstturnerinnen des Deutschen A-Kaders. *Sportverl Sportschad 6,* 156–160.

Lohrer, H. (1998). Gesteigerte Gefahr einer Wirbelsäulenschädigung bei Hochleistungsturnerinnen im Verlauf des pubertalen Wachstumsschubes? *Wien Med Wochenschrift 148,* 235–238.

Sands, W. A., Shultz, B. B., Newham, A. P. (1993). Women's gymnastics injuries. A 5-year study. *Am J Sports Med 21,* 271–276.

Spezieller Teil

Leichtathletik (Lauf)

Häufige Beschwerden und Verletzungen

Kopf

Wirbelsäule Spondylolyse/-olisthese (Hürdenlauf), Segmentblockaden, ISG-Blockaden/Hypermobilität

Obere Extremität

Becken „Leistenschmerz" (Hernie, Ansatz M. rectus abd., Symphysitis, Beckenringinstabilität, Bursitis ileopectinea)

Untere Extremität

- Knie: Tractus-iliotibialis-Scheuersyndrom
- Unterschenkel: Ermüdungsreaktionen, mediales Tibiakantensyndrom, chronisch rezidiv. Compartmentsyndrom (Unterschenkel u. Fuß)
- Achillessehne: Achillodynie (Paratendinitiden, Tendinitiden und Ansatztendinosen)
- Fuß: Fasziitis der Plantaraponeurose, Irritation Sesambeine

Sonstiges

Spezielle Untersuchungsmethoden (Disziplin: Hürden)

Bei erstmaliger Kaderuntersuchung Röntgen: LWS im Stehen in 2 Ebenen, evtl. schräg.
Bei radiologischen Auffälligkeiten **ohne** klinische Symptomatik (z. B. einseitige Spondylolyse): Kontrolle nach 2 Jahren. Im Wachstumsalter: eingeschränkte Belastbarkeit (Cave: Progredienz).
Bei radiologischen Auffälligkeiten **mit** klinischer Symptomatik: rumpfstabilisierende Maßnahmen und Kontrolle nach 6 Monaten (auch bei beidseitiger Spondylolyse und Spondylolisthesis).
Sporttauglichkeit in dieser Phase **nicht** uneingeschränkt vorhanden. Eventuell Disziplinwechsel.
Bei klinischem Verdacht auf Hüftdysplasie: Röntgen: Becken a.p.

Prävention

Rumpf-Becken-Fußgymnastik.
Optimale Schuh- und Einlagenversorgung

Literatur

Lysholm, J., Wiklander, J. (1987). Injuries in runners. *Am J Sports Med. 15*, 168–171.
O'Toole, M. L. (1992). Prevention and treatment of injuries to runners. *Med Sci Sports Exerc. 24*, 360–363.
Renstrom, A. F. (1993). Mechanism, diagnosis, and treatment of running injuries. *Instr Course Lect. 42*, 225–234.

Leichtathletik (Sprung)

Häufige Beschwerden und Verletzungen

Kopf — Prellungen, Schürfungen

Wirbelsäule — Spondylolyse/-olisthese, Segmentblockaden, ISG-Blockaden/Hypermobilität

Obere Extremität — Prellungen

Becken — „Leistenschmerz" (Hernie, Ansatz M. rectus abd., Symphysitis, Beckenringinstabilität, Bursitis ileopectinea)

Untere Extremität
- Knie: Patellaführung, Femoro-patellares Schmerzsyndrom, Ansatztendinosen/Teilruptur Lig. patellae
- Unterschenkel: Ermüdungsreaktionen, mediales Tibiakantensyndrom, chron. rezidiv. Kompartmentsyndrom
- Achillessehne: Tendinitis/Peritendinitis, Bursitis, Teilruptur
- Fuß: Fasziitis der Plantaraponeurose

Sonstiges

Spezielle Untersuchungsmethoden (Disziplin: Stabhochsprung)

Bei erstmaliger Kaderuntersuchung Röntgen: LWS im Stehen in 2 Ebenen, evtl. schräg.
Bei radiologischen Auffälligkeiten **ohne** klinische Symptomatik (z. B. einseitige Spondylolyse): Kontrolle nach 2 Jahren.
Im Wachstumsalter: eingeschränkte Belastbarkeit (Cave: Progredienz).
Bei radiologischen Auffälligkeiten **mit** klinischer Symptomatik: rumpfstabilisierende Maßnahmen und Kontrolle nach 6 Monaten (auch bei beidseitiger Spondylolyse und Spondylolisthesis).
Sporttauglichkeit in dieser Phase *nicht* uneingeschränkt vorhanden.
Eventuell Disziplinwechsel.

Prävention

Rumpf-Becken-Fußgymnastik.
Optimale Schuh- und Einlagenversorgung

Literatur

Krahl, H. (1980). „Jumper's Knee"-Ätiologie, Differentialdiagnose und therapeutische Möglichkeiten. *Orthopäde. 9,* 193–197.
Paley, D., Gillespie, R. (1986). Chronic repetitive unrecognized flexion injury of the cervical spine (high jumper's neck). *Am J Sports Med. 14,* 92–95.
Stacoff, A., Kalin, X., Stussi, E. et al (1990). Die Torsionsbewegung des Fußes beim Landen nach einem Sprung. *Z Orthop 128,* 213–217.

Leichtathletik (Wurf)

Häufige Beschwerden und Verletzungen

Kopf

Wirbelsäule Spondylolyse/-olisthese, Segmentblockaden, ISG-Blockaden / Hypermobilität

Obere Extremität Schultergürtel: Instabilität, Impingement, Tendinitis lange Bizepssehne

Ellbogengelenk: Instabilität, Osteochondrosen, Ansatztendinosen, Stressfrakturen

Becken „Leistenschmerz" (Hernie, Ansatz M. rectus abd., Symphysitis, Beckenringinstabilität, Bursitis ileopectinea)

Untere Extremität

Sonstiges

Spezielle Untersuchungsmethoden (Disziplin: Speerwurf)
Bei erstmaliger Kaderuntersuchung Röntgen: LWS im Stehen in 2 Ebenen, evtl. schräg.
Bei radiologischen Auffälligkeiten **ohne** klinische Symptomatik (z. B. einseitige Spondylolyse): Kontrolle nach 2 Jahren.
Im Wachstumsalter: eingeschränkte Belastbarkeit (Cave: Progredienz).
Bei radiologischen Auffälligkeiten **mit** klinischer Symptomatik: rumpfstabilisierende Maßnahmen und Kontrolle nach 6 Monaten (auch bei beidseitiger Spondylolyse und Spondylolisthesis).
Sporttauglichkeit in dieser Phase *nicht* uneingeschränkt vorhanden.
Eventuell Disziplinwechsel.

Prävention
Funktionsgymnastik zum Erhalt und zur Therapie der muskulären Balance.

Literatur

Abrams, J. S. (1991). Special shoulder problems in the throwing athlete: pathology, diagnosis, and non-operative management. *Clin Sports Med. 10,* 839–861.

Copeland, S. (1993). Throwing injuries of the shoulder. *Br J Sports Med. 27,* 221–227.

Hulkko, A., Orava, S., Nikula, P. (1986). Stress fractures of the olecranon in javelin throwers. *Int J Sports Med. 7,* 210–213.

Jobe, F. W., Nuber, G. (1986). Throwing injuries of the elbow. *Clin Sports Med. 5,* 621–636.

Neusel, E., Arza, D., Rompe, G. et al. (1987). Röntgenologische Langzeitbeobachtungen bei Speerwerfern der Spitzenklasse. *Sportverl Sportschad.,* 76–80.

Orientierungslauf

Häufige Beschwerden und Verletzungen

Kopf

Wirbelsäule ISG-Blockaden

Obere Extremität Schultergürtel: Schulterluxation, AC-Gelenksverletzungen, Prellungen, Frakturen

Becken

Untere Extremität Knie: Verletzungen (Bänder, Menisken), Ansatztendinosen Lig. patellae, Femoro-patellares Schmerzsyndrom, Tractus iliotibialis-Scheuersyndrom, mediales Plica-Syndrom

  OSG: Kapsel-Bandverletzungen

  Achillessehne: Achillodynie

  Fuß: Metatarsalgien, Stressfrakturen

Sonstiges

Spezielle Untersuchungsmethoden

Keine

Prävention

Funktionsgymnastik zum Erhalt und zur Therapie der muskulären Balance.
Optimale Schuh- und Einlagenversorgung

Literatur

Folan, J. M. (1982). Orienteering injuries. *Br J Sports Med. 16,* 236–40.

Johansson, C. (1986). Injuries in elite orienteers. *Am J Sports Med. 14,* 410–415.

Kujala, U. M.; Nylund, T.; Taimela, S. (1995). Acute injuries in orienteerers. *Int J Sports Med. 16,* 122–125.

Linde, F. (1986). Injuries in orienteering. *Br J Sports Med. 20,* 125–127.

Radfahren

Häufige Beschwerden und Verletzungen

Kopf — Commotio cerebri

Wirbelsäule — BWS-Kyphose, Morbus Scheuermann
Myogelosen cervical/lumbal

Obere Extremität — Schürfungen, Prellungen
Radius- Klavikulafraktur, AC-Gelenksverletzungen
Ulnar(Medianus)nerv-Schädigung
DeQuervain Tenosynovitis

Becken — Furunkel, Granulome, perineale Knötchen
Schädigung Nervus pudendus

Untere Extremität
- Knie: Femoro-patellares Schmerzsyndrom, Tractus iliotibialis-Scheuersyndrom, mediales Plica-Syndrom
- Fuß: Metatarsalgie

Sonstiges

Spezielle Untersuchungsmethoden

Keine

Prävention

Funktionsgymnastik zum Erhalt und zur Therapie der muskulären Balance.
Helm

Literatur

Holmes, J. C., Pruit, A. L., Whalen, N. J. (1994). Lower extremity overuse in bicycling. *Clin Sports Med. 13,* 187–206.
Lofthouse, G. A. (1994). Traumatic injuries to extremities and thorax. *Clin Sports Med. 13,* 113–136.
Mellion, M. B. (1991). Common cycling injuries, management and prevention. *Sports Med. 11,* 52–70.
Mellion, M. B. (1994). Neck and back pain in cycling. *Clin Sports Med. 13,* 137–164.
Richmont, D. R. (1994). Handlebar problems in bicycling. *Clin Sports Med. 13,* 165–174.

Reiten, Voltigieren

Häufige Beschwerden und Verletzungen

Kopf	Commotio cerebri
Wirbelsäule	Myogelosen cervical/thorakal/lumbal (levator scapulae, splenius capitis, trapezius, sternocleidomastoideus, infra/supraspinatus, rhomboideus, errector trunci), Prellungen, Wirbelbrüche
Obere Extremität	Schürfungen, Prellungen, Radius- bzw. Claviculafraktur
Becken	Furunkel, Granulome, peroneale Knötchen, Beckenbrüche
Untere Extremität	Knie: Femoro-patellares Schmerzsyndrom, Patellaspitzentendinose, Bursitis praepatellaris, Myositis ossificans Adduktorenmuskeln (Reiterknochen)
	OSG: Kapsel-Bandverletzungen des OSG (Voltigiersport), Schürfungen, Prellungen
Sonstiges	

Spezielle Untersuchungsmethoden

Bei Skoliosen >30°, Wirbelgleiten mit Instabilität, Morb. Scheuermann im (sub)akuten Stadium Reitverbot!

Prävention

Schutzhelm, Schutzkleidung (Stiefel, Handschuhe), sicherer Umgang mit dem Pferd.
Funktionsgymnastik zum Erhalt und zur Therapie der muskulären Balance, Koordinationstraining OSG.

Literatur

Giebel, G., Braun, K., Mittelmeier, W. (1994). Unfälle beim Pferdesport. Unfallhergang, Verletzungen und Prävention. *Hefte Z Unfallchir 244*.

Heipertz, W. (1997). Reiten. In Engelhardt, M, Hintermann, B, Segesser, B, (Hrsg.), *GOTS – Manual Sporttraumatologie,* 397–400. Bern: Verlag Hans Huber.

Heitkamp, H. C., Horstmann, T., Hillgeris, D. (1998). Reitverletzungen und Verletzungen beim Umgang mit Pferden bei erfahrenen Reitern. *Unfallchirurg 101,* 122–128.

Horstmann, T., Heitkamp, H. C., Mayer, F., Hermann, M., Küsswetter, W., Dickhuth, H. H. (1998). Traumatologie und Sportschäden im Voltigiersport des Jugendlichen. *Sportverl Sportschad 12,* 66–70.

Spezieller Teil

Ringen (Freistil, Griechisch-römisch)

Häufige Beschwerden und Verletzungen

Kopf — Quetsch-, Platz- und Risswunden, Weichteilkontusionen, Othämatom („Ringerohr")

Wirbelsäule — Spondylolyse, Distorsionen (Hyperextension), Diskopathien cervikal und lumbal, Wirbelkörperaufbaustörungen Rippenfrakturen

Obere Extremität
- Schultergürtel: Instabilität, Luxation, AC-Gelenkverletzungen
- Ellbogen: Luxation, Kapsel-Bandverletzungen, freie Gelenkkörper
- Hand- und Finger: Frakturen, Luxationen und Kapsel-Bandverletzungen

Becken

Untere Extremität
- Hüfte: Traumatische Hüftluxation
- Knie: Kapsel-Bandverletzungen, Meniskusverletzungen
- OSG: Kapsel-Bandverletzungen
- Zehen: Großzehengrundgelenksdistorsion und Hallux rigidus

Sonstiges

Spezielle Untersuchungsmethoden

Bei erstmaliger Kaderuntersuchung Röntgen: LWS im Stehen in 2 Ebenen, evtl. schräg.
Bei einseitiger Spondylolyse **ohne** klinische Symptomatik: Kontrolle nach 2 Jahren.
Bei beidseitiger Spondylolyse oder -olisthesis:, rumpfstabilisierende Maßnahmen und Kontrolle nach 6 Monaten. Vorübergehend *keine* uneingeschränkte Sporttauglichkeit
Bei Spondylolisthesis und Wirbelkörperaufbaustörungen im Wachstumsalter: eingeschränkte Sportfähigkeit (Cave: Progredienz).

Prävention

Funktionsgymnastik zum Erhalt und zur Therapie der muskulären Balance.
Kopfschutz/Ohrschutz

Literatur

Jägemann, V., Jägemann, S. (1997). Ringen. In Engelhardt, M., Hintermann, B., Segesser, B. (Hrsg.), *GOTS – Manual Sporttraumatologie,* 272–280. Bern: Verlag Hans Huber.
Lorish, T. R. (1992). Injuries in adolescent and preadolescent boys at two large wrestling tournaments. *Am J Sports Med,* 199–202.

Rhythmische Sportgymnastik

Häufige Beschwerden und Verletzungen

Kopf

Wirbelsäule Spondylolyse/-olisthese, Skoliose

Obere Extremität Schultergürtel: Myotendopathien Schulter/Nacken

Becken

Untere Extremität OSG: Kapsel-Bandverletzungen, chronische Instabilität

Fuß: Überlastungsbeschwerden Großzehengrundgelenke, Metatarsalgie, Ermüdungsfrakturen
Metatarsale, Hypermobilität Fußwurzelgelenke

Myotendopathien Hüften und Knie

Sonstiges

Spezielle Untersuchungsmethoden

Bei erstmaliger Kaderuntersuchung Röntgen: LWS im Stehen in 2 Ebenen, evtl. schräg.
Bei radiologischen Auffälligkeiten **ohne** klinische Symptomatik (z. B. einseitige Spondylolyse): Kontrolle nach 2 Jahren.
Im Wachstumsalter: eingeschränkte Belastbarkeit (Cave: Progredienz).
Bei radiologischen Auffälligkeiten **mit** klinischer Symptomatik: rumpfstabilisierende Maßnahmen und Kontrolle nach 6 Monaten (auch bei beidseitiger Spondylolyse und Spondylolisthesis).
Sporttauglichkeit in dieser Phase *nicht* uneingeschränkt vorhanden.

Prävention

Funktionsgymnastik zum Erhalt und zur Therapie der muskulären Balance (v. a. Rumpf, Unterschenkel, Füße).

Literatur

Brockmann, C., Salis-Soglio, G. von (1991). „Sportverletzungen und Sportschäden bei Leistungsturnerinnen in der Rhythmischen Sportgymnastik". In Bernett, D., Jeschke, D., „Sport und Medizin Pro und Kontra". *32. Deutscher Sportärzte-Kongreß, München 1990,* 397–399. Zuckschwerdt-Verlag.

Hume, P. A.; Hopkins, W. G.; Robinson, D. M.; Robinson, S. M.; Hollings, S. C. (1995). Predictors of attainment in rhythmic sportive gymnastics. *J Sports Med Phys Fit 33,* 367–377.

Jorczyk, H. (1988). Beanspruchung der Wirbelsäule in der Rhythmischen Sportgymnastik. Diplomarbeit, DSHS Köln.

Spezieller Teil

Rollkunstlauf

Häufige Beschwerden und Verletzungen

Kopf	Schädelprellungen, Commotio cerebri	
Wirbelsäule	Fehlhaltung der LWS	
Obere Extremität	Distale Radiusfraktur, Ellbogenfraktur Überlastungserscheinungen am Handgelenk	
Becken	Bursitis trochanterica	
Untere Extremität	Knie:	Kapsel-Bandverletzungen, Ansatztendinosen, Femoro-patellares Schmerzsyndrom, Apophysitis
	Unterschenkel:	Mediales Tibiakanten-Syndrom
	OSG/USG:	Bursitis und Hyperostosen
	Fuß/Zehen:	Bursitis und Hyperostosen: Fußrücken und Groß-/Kleinzehe, Metatarsalgien, Ansatztendinosen
Sonstiges	Weichteilverletzungen, Frakturen, Muskuläre Dysbalancen	

Spezielle Untersuchungsmethoden
Keine

Prävention
Gleichgewichts- und Koordinationsschulung „an Land".
Ausgleich muskulärer Dysbalancen (v. a. Rumpf), Schuhanpassung

Literatur
Goh, S., Tan, H., Yong, W. et al. (1996). Spectrum of roller-blading injuries. *Ann. Acad Med. Singapore. 25*, 547–549.
Jerosch, J., Heidjann, J., Thorwestern, L. et al. (1997). Inline-Skating typische Verletzungen und Prophylaxe. *Sportverl Sportschad 11*, 43–47.

Rudern

Häufige Beschwerden und Verletzungen

Kopf

Wirbelsäule Osteochondrosen LWS, Stressfrakturen der Rippen
Segmentinstabilitäten der LWS, Wirbelkörperaufbaustörungen

Obere Extremität Unterarm: Tendinitis/Tendovaginitis („rower wrist") und Ganglien (Flexor digitorum III)

Becken

Untere Extremität Knie: Femoro-patellares Schmerzsyndrom, Patellakanten- und Patellaspitzen-Syndrom

Sonstiges

Spezielle Untersuchungsmethoden

Bei erstmaliger Kaderuntersuchung Röntgen: LWS im Stehen in 2 Ebenen, evtl. schräg.
Bei radiologischen Auffälligkeiten **ohne** klinische Symptomatik (z. B. einseitige Spondylolyse): Kontrolle nach 2 Jahren.
Im Wachstumsalter: eingeschränkte Belastbarkeit (Cave: Progredienz).
Bei radiologischen Auffälligkeiten **mit** klinischer Symptomatik: rumpfstabilisierende Maßnahmen und Kontrolle nach 6 Monaten (auch bei beidseitiger Spondylolyse und Spondylolisthesis).
Sporttauglichkeit in dieser Phase *nicht* uneingeschränkt vorhanden.

Prävention

Funktionsgymnastik zum Erhalt und zur Therapie der muskulären Balance. Dehnung ischiocrusal.

Literatur

Boland, A. L., Hosea, T. M. (1991). Rowing and sculling and the older athlete. *Clin Sports Med 10*, 245–256.
Christiansen, E., Kanstrup, I. L. (1997): Increased risk of stress fractures in elite rowers. *Scand J Sports Med Sci Sports 7*, 49–52.
Reifschneider, E. (1997). Rudern. In Engelhardt, M., Hintermann, B., Segesser, B. (Hrsg.), *GOTS – Manual Sporttraumatologie*, 214–217. Bern: Verlag Hans Huber.
Thomas, P. (1989). Managing rowing backs. *Practitioner 233*, 446–447.

Rugby

Häufige Beschwerden und Verletzungen

Kopf Gesichtsschädelverletzungen, Commotio cerebri

Wirbelsäule Prellungen und Zerrungen

Obere Extremität
- Schultergürtel: Frakturen, AC-Gelenksprengungen, Schulterluxationen, Verletzungen der Rotatorenmanschette
- Hand/Finger: Kapsel-Bandverletzungen

Becken

Untere Extremität
- Knie: Kapsel-Bandverletzungen, Meniskusläsionen
- OSG: Kapsel-Bandverletzungen
- Muskelverletzungen der Oberschenkel- und Wadenmuskulatur, Frakturen

Sonstiges

Spezielle Untersuchungsmethoden
Keine

Prävention
Funktionsgymnastik zum Erhalt und zur Therapie der muskulären Balance.

Literatur

Edgar, M. (1995). Comments on rugby injuries. *Lancet 346,* 188.
Garraway, M., Macleod, D. (1995). Epidemiology in rugby football injuries. *Lancet 345,* 1485–1487.
Gibbs, N. (1994). Common rugby league injuries – recommendations for treatment and preventive measures. *Sports Med. 18,* 438–450.
Silver, J. R. (1995). Comments on Rugby injuries. *Lancet 346,* 187–188.
Stephenson, S., Gissane, C., Jennings, D. (1996). Injury in rugby league: a four year prospective survey. *Br J Sports Med. 30,* 331–334.

Sportschießen

Häufige Beschwerden und Verletzungen

Kopf

Wirbelsäule Hyperlordose (LWS), Hyperkyphose (BWS), Morbus Scheuermann, skoliotische Fehlhaltung, muskuläre Dysbalancen

Obere Extremität
- Schultergürtel: Tendinose der langen Bizeps- und Supraspinatussehne
- Ellbogen: Epicondylitis humeri radialis, Überstreckbarkeit
- Handgelenk/Ellbogen: Bursitiden, Periostreizungen, Ulzerationen

Becken

Untere Extremität
- Knie: Bursitiden, Femoro-patellares Schmerzsyndrom

Sonstiges

Spezielle Untersuchungsmethoden

Keine

Prävention

Funktionsgymnastik zum Erhalt und zur Therapie der muskulären Balance.
Ausgleichstraining
Hörschutz

Literatur

Lauterbach, F., Kratzer, H. (1997). Schießen. In Engelhardt M., Hintermann, B. Segesser, B. (Hrsg.), *GOTS – Manual Sporttraumatologie,* 401–402. Bern: Verlag Hans Huber.

Lösel, H. (1985). Schießsport. In Pförringer, W., Rosemeyer, B., Bär, H. W. (Hrsg.), *Sport, Trauma und Belastung,* 133–142. Erlangen: perimed Verlag.

Spezieller Teil

Schwimmen

Wechselschwimmarten Kraul, Rücken
Gleichschlagschwimmarten Delphin, Brust, Flossenschwimmen (Mono)

Häufige Beschwerden und Verletzungen

Kopf

Wirbelsäule Hyperlordose LWS, Spondylolyse/-olisthese, M. Scheuermann

Obere Extremität Schultergürtel: Instabilität (multidirektional), Ansatztendinosen der Rotatorenmanschette und Bizepssehne, Bursitiden, Impingement

Becken Ansatztendinosen der hüftumspannenden Muskulatur

Untere Extremität Knie: Reizzustand medialer Kapsel-Bandapparat bei Valgusstress (Brust), Femoro-patellares Schmerzsyndrom

Sonstiges

Spezielle Untersuchungsmethoden (Schwerpunkt Delphin und Flossenschwimmen Mono)

Bei erstmaliger Kaderuntersuchung: Röntgen der Wirbelsäule: LWS: in 2 Ebenen (im Stehen), evtl. schräg.
Bei doppelseitiger Spondylolyse oder Spondylolisthesis und Disziplin Delphin, Flossenschwimmen (Mono) **keine** Sporttauglichkeit vorhanden.
Empfehlung: Disziplinwechsel

Prävention

Funktionsgymnastik zum Erhalt und zur Therapie der muskulären Balance (v. a. Schultergürtel)

Literatur

Goldstein, J. D. et al. (1991). Spine injuries in gymnasts and swimmers. An epidemiologic investigation. *Am J Sports Med 19*, 463–468.

McMaster, W. C. (1996). Swimming injuries. An overview. *Sports Med 22*, 332–336.

Steinbach, K. (1997). Schwimmen. In Engelhardt M., Hintermann, B., Segesser, B. (Hrsg.), *GOTS – Manual Sporttraumatologie*, 218–222. Bern: Verlag Hans Huber.

Segeln / Surfen

Häufige Beschwerden und Verletzungen

Kopf	Platz- und Risswunden	
	Schädelprellungen, Commotio cerebri	
Wirbelsäule	LWS-Beschwerden (Low back pain)	
Obere Extremität	Schulter:	Luxation, Rotatorenmanschettenläsionen
	Hand/Finger:	Weichteilverletzungen
Becken		
Untere Extremität	Knie:	Kapsel-Bandverletzungen, Meniskusläsionen
	Fuß:	Kontusionen, Kapsel-Bandläsionen, Schnittwunden
Sonstiges	Muskuläre Verspannungen	

Spezielle Untersuchungsmethoden

Keine

Prävention

Funktionsgymnastik zum Erhalt und zur Therapie der muskulären Balance.
Anleinen, Handschuhe, evtl. Schutzhelm.

Literatur

Buchhorn, T., Klausmann, H., Kramer, J. (1996). Über die Frequenz und Intensität von Wirbelsäulensyndromen beim Segeln. *Sportverl Sportschad 10,* 22–24.

Shephard, R. (1997). Biology and medicine in sailing. An update. *Sports Med. 23,* 350–356.

Spezieller Teil

Ski alpin

Häufige Beschwerden und Verletzungen
Kopf
Wirbelsäule Prellungen, LWS- und ISG-Beschwerden
Obere Extremität Schultergürtel: Luxation, Klavikula-, Acromionverletzungen (Luxation/Fraktur), Rotatorenmannschettenläsionen
Hand: Handgelenksfrakturen, ulnare Kollateralbandverletzung am Daumengrundgelenk
Becken
Untere Extremität Knie: Kapsel-Bandläsionen, Meniskusläsionen, Femoro-patellares Schmerzsyndrom, Patellaansatztendinosen
Sonstiges

Spezielle Untersuchungsmethoden
Keine

Prävention
Funktionsgymnastik zum Erhalt und zur Therapie der muskulären Balance (v. a. Lenden-Becken-Hüftregion).

Literatur
Bergstrom, K. A., Askild, O., Jorgensen, N. A., Ekeland, A. (1999). Evaluation of skiing by injury Severity Score. *Scanf J Sports Med Sports Sci 9*, 110–113.
Butcher, J. D., Brannen, S. J. (1998). Comparison of injuries in classic and skating Nordic ski techniques. *Clin J Sports Med 8*, 88–91.
Hagel, B. E., Meeuwisse, W. H., Mohtadi, N. G. W., Fick, G. H. (1999). Skiing and Snowboarding injuries in the children and adolescents of Southern Alberta. *Clin J Sports Med 9*, 9–17.
Holzach, P., Matter, P., Ryf, C. (1995): Unfallhäufigkeit und typische Verletzungen beim alpinen Skilauf. *Sportorth Sporttrauma 11*, 30–31.
Ueland, O. (1999). Characteristics of injured skiers in Norway – A case control study. *Scand J Public Health 27*, 112–115.

Skilanglauf

Häufige Beschwerden und Verletzungen

Kopf

Wirbelsäule Segmentblockaden, ISG-Blockaden/Hypermobilität

Obere Extremität Schultergürtel: Instabilität, Impingement

Becken

Untere Extremität

	Knie:	Femoro-patellares Schmerzsyndrom
	Unterschenkel:	Tibiakantensyndrom, chronisch rezidivierende Compartmentsyndrome
	Fuß:	Tarsaltunnelsyndrom, Achillodynie
		Dysbalancen (M. latissimus dorsi, iliopsoas, rectus femoris)

Sonstiges

Spezielle Untersuchungsmethoden

Keine

Prävention

Funktionsgymnastik zum Erhalt und zur Therapie der muskulären Balance, Einlagen.

Literatur

Butcher, J. D., Brannen, S. J. (1998). Comparison of injuries in classic and skating Nordic ski techniques. *Clin J Sports Med 8,* 88–91.

Hintermann, B. (1993). Überlastungsschaden im modernen Skilanglauf. *Z Unfallchir Versicherungsmed. Suppl 1,* 274–285.

Frank, B. (1995). Verletzungsrisiko, Überlastungsbeschwerden und prophylaktische Möglichkeiten beim Skilanglauf. Ein Vergleich zwischen klassischer Technik und Skatingtechnik. *Sportverl Sportschad. 9,* 103–108.

Sutter, P., Matter, P. (1993). Entwicklungstendenz beim Langlaufsport. *Z Unfall Versicherungsmed. Suppl 1,* 33–41.

Spezieller Teil

Skispringen
Häufige Beschwerden und Verletzungen *Kopf* *Wirbelsäule* Prellungen, HWS- und LWS-Beschwerden *Obere* *Extremität* Frakturen, Luxationen, Prellungen *Becken* *Untere* *Extremität* Knie: Kapsel-Bandläsionen, Meniskusläsionen, Femoro-patellares Schmerzsyndrom, Patellaansatztendinosen *Sonstiges*
Spezielle Untersuchungsmethoden Keine
Prävention Funktionsgymnastik zum Erhalt und zur Therapie der muskulären Balance.
Literatur Kugler, A., Stracke, P. (1996). Die Entwicklung des Skispringens. *Sportorth Sporttrauma. 12,* 266–268. Wester, K. (1988). Improved safety in the ski jumping. *Am J Sports Med. 16,* 499–500. Wright, J. R., McIntyre, L., Rand, J. J., Hixson, E. G. (1991). Nordic ski jumping injuries. *Am J Sports Med. 19,* 615–619. Wright, J. R. (1988). Nordic ski jumping fatalities in the United States: A 50-year summary. *J Trauma. 28,* 848–851.

Tennis, Squash, Badminton

Häufige Beschwerden und Verletzungen

Kopf	Augenverletzungen bei Squashsportlern	
Wirbelsäule	HWS- und ISG-Beschwerden	
Obere Extremität	Schultergürtel:	Ansatztendinosen (v. a. Supraspinatus, Biceps), subacromiales funktionelles Impingement, muskuläre Dysbalancen
		Verminderte Beweglichkeit der Schulterinnenrotation bei vermehrter Beweglichkeit der Schulteraußenrotation, Pronator-teres-Syndrom
	Ellbogen:	Epicondylitis humeri lateralis (Rückhand) und medialis (Vorhand)
Becken	Verkürzung der Hüftbeuger	
Untere Extremität	Knie:	Femoro-patellares Schmerzsyndrom, Patellaspitzensyndrom
	Achillessehne:	Achillodynie
	OSG:	Kapsel-Bandverletzungen
	Fuß:	Plantarfasciitis
	Muskel- und Sehnenverletzungen (v. a. musculo-tendinöser Übergang M. gastrocnemius)	
Sonstiges		

Spezielle Untersuchungsmethoden

Keine

Prävention

Funktionsgymnastik zum Erhalt und zur Therapie der muskulären Balance (v. a. Schultergürtel).

Literatur

Berson, B. L., Rolnick, A. M., Ramos, C. G. (1981). An epidemiologic study of squash injuries. *Am J Sports Med. 9,* 103.

Chandler, T. J., Kibler, B., Uhl, T. L., Wooten, B., Kiser, A., Stone, E. (1990). Flexibility comparisons of junior elite tennis players to older athletes. *Am J Sports Med. 18,* 134–136.

Chard, M. D, Lachmann, S. M. (1987). Racquet sports – patterns of injuries presenting to a sports injury clinic. *Br J Sports Med. 21,* 150–153.

Hensley, L. D., Paup, D. C. (1979). A survey of badminton injuries. *Br J Sports Med. 13,* 156–160.

Jorgensen, U., Winge, S. (1990): Injuries in badminton. *Sports Med. 10,* 59–64.

Maylack, F. (1988). Epidemiologie of tennis, squash and racquet ball injuries. *Clin Sports Med. 7,* 233–243.

Soderstrom, C. A., Doxanas, M. T. (1982). Racquetball: A game with preventable injuries. *Am J Sports Med. 10,* 180.

Tischtennis

Häufige Beschwerden und Verletzungen

Kopf

Wirbelsäule   LWS- und BWS- Blockierungen
Muskeldysbalance, Ansatztendinosen (Mm. rhomboidei, pectoralis major, latissimus dorsi)

Obere Extremität   Schultergürtel: Ansatztendinosen Rotatorenmanschette, Impingement
Hand: Tendovaginitis Handgelenk und Unterarme (ext. carpi uln. und rad., flex. carpi uln.)

Becken

Untere Extremität   Knie: Insertionstendinosen (Lig. patellae, mediales Retinakulum), Morbus Osgood-Schlatter
Unterschenkel: Mediales Tibiakantensyndrom
OSG/USG: Kapsel-Bandverletzungen
Achillessehne: Ansatztendinose, Bursitis subachillea

Sonstiges

Spezielle Untersuchungsmethoden

Keine

Prävention

Funktionsgymnastik zum Erhalt und zur Therapie der muskulären Balance.
Schuhe, evtl. Fußbandagen

Literatur

Zschau, H. (1997). Tischtennis. In Engelhardt, M., Hintermann, B., Segesser, B. (Hrsg.), *GOTS – Manual Sporttraumatologie*, 336–339. Bern: Verlag Hans Huber.

Trampolinturnen

Häufige Beschwerden und Verletzungen

Kopf

Wirbelsäule Frühzeitig Osteochondrosen, Spondylarthrosen, Spondylolyse/-olisthese
HWS-Distorsionen und LWS-Hyperextensionstraumata

Obere Extremität

Becken

Untere Extremität

Knie: Kniebinnenverletzungen (Menisci und Kreuzbänder) sowie Kollateralbandläsionen

Unterschenkel: Mediales Tibiakantensyndrom

OSG: Kapsel-Bandverletzungen

Fuß: Distorsion Großzehengrundgelenk

Sonstiges

Spezielle Untersuchungsmethoden

Bei erstmaliger Kaderuntersuchung Röntgen: LWS im Stehen in 2 Ebenen, evtl. schräg.
Bei radiologischen Auffälligkeiten **ohne** klinische Symptomatik (z. B. einseitige Spondylolyse): Kontrolle nach 2 Jahren.
Im Wachstumsalter: eingeschränkte Belastbarkeit (Cave: Progredienz).
Bei radiologischen Auffälligkeiten **mit** klinischer Symptomatik: rumpfstabilisierende Maßnahmen und Kontrolle nach 6 Monaten (auch bei beidseitiger Spondylolyse und Spondylolisthesis).
Sporttauglichkeit in dieser Phase *nicht* uneingeschränkt vorhanden.

Prävention

Funktionsgymnastik zum Erhalt und zur Therapie der muskulären Balance.

Literatur

Larson, B. J., Davis, J. W. (1995). Trampolin related injuries, *J Bone Joint Surg, 8,* 1174–1178.

Strempel, A. von, Sander-Beuermann, A. (1991). „Wirbelsäulenstörungen bei Kindern und Jugendlichen im Hochleistungssport. In Bernett, D., Jeschke, D. (Hrsg.), „Sport und Medizin Pro und Kontra". *32. Deutscher Sportärzte-Kongreß, München 1990,* 353–356. Zuckschwerdt-Verlag.

Torg, J. S., Das, M. (1985). Trampolin and minitrampolin injuries to the cervical spine. *Clin Sports Med. 4,* 45–60.

Spezieller Teil

Volleyball

Häufige Beschwerden und Verletzungen

Kopf

Wirbelsäule Spondylolyse/-olisthesis
Knorpelverknöcherungsstörungen

Obere Extremität
- Schultergürtel: subacromial Bursitis und Impingement, muskuläre Dysbalancen
- Ellbogen: Tendovaginitis Unterarm
- Hand/Finger: Distorsionen und Kapsel-Bandverletzungen (besonders Fingergrund- und -mittelgelenke)

Becken

Untere Extremität
- Knie: Femoro-patellares Schmerzsyndrom, Meniskusläsionen, Ansatztendinosen, bone bruise
- OSG/USG: Kapsel-Bandverletzungen, Ansatztendinosen
- Fuß/Zehen: Dysbalancen der Fußmuskulatur

Sonstiges

Spezielle Untersuchungsmethoden
Keine

Prävention
Ausgleich muskulärer Dysbalancen und Stabilitätstraining (v. a. Schultergürtel, LWS, Unterschenkel und Füße).
Ggf. Tape Finger/Sprunggelenke bzw. Orthese.
Knieschoner

Literatur

Bahr, R., Karlsen, R., Lian, O. et al. (1994). Incidence and mechanisms of acute ankle inversion injuries in volleyball. A retrospective cohort study. *Am J Sports Med. 22,* 595–600.

Eggert, S., Holzgraefe, M. (1993). Die Kompressionsneuropathie des Nervus suprascapularis bei Hochleistungsvolleyballern. *Sportverl Sportschad. 7,* 136–142.

Ferretti, A., Papandrea, P., Conteduca, F. (1990). Knee injuries in volleyball. *Sports Med. 10,* 132–138.

Schafle, M. D. (1993). Common injuries in volleyball. Treatment, prevention and rehabilitation. *Sports Med. 16,* 126–129.

Watkins, J., Green, B. N. (1992). Volleyball injuries: a survey of injuries of Scotish National League male players. *Br J Sports Med. 26,* 135–137.

Wasserball

Häufige Beschwerden und Verletzungen

Kopf

Wirbelsäule   HWS-Distorsionen mit Cervikobrachialgie

Obere Extremität
- Schultergürtel: Ansatztendinosen der Rotatorenmanschette und der langen Bizepssehne, Impingement, Bursitiden, Schulterinstabilität
- Hand: Kontusionen und Distorsionen der Hand und der Finger (PIP- und DIP-Gelenke), knöcherne Strecksehnenausrisse

Becken

Untere Extremität   Prellungen

Sonstiges

Spezielle Untersuchungsmethoden

Keine

Prävention

Funktionsgymnastik zum Erhalt und zur Therapie der muskulären Balance.

Literatur

Bettin, D., Woltering, H., Schumacher, S. (1992): Der Schulterschmerz bei Wasserballern in einer Analyse von Muskelquerschnitt und funktioneller Instabilität, *Dt Z Sportmed. 43*, 292–302.

Groher, W. (1997). Wasserball. In Engelhardt M., Hintermann B., Segesser B. (Hrsg.), *GOTS – Manual Sporttraumatologie*, 317–318. Bern: Verlag Hans Huber.

Spezieller Teil

Wasserspringen

Häufige Beschwerden und Verletzungen
Kopf
Wirbelsäule Spondylolyse (durch Hyperextension und Rotation), Spondylolisthesis
Obere
Extremität Hand: Distorsionen der Hand- und Fingergelenke, Ellbogen- und Schultergelenke
Becken
Untere
Extremität Knie: Patellaspitzensyndrom
OSG: Kapsel-Bandverletzungen
Fuß: Kontusionen Mittel- und Vorfuß
Sonstiges

Spezielle Untersuchungsmethoden
Bei erstmaliger Kaderuntersuchung Röntgen: LWS im Stehen in 2 Ebenen, evtl. schräg.
Bei radiologischen Auffälligkeiten **ohne** klinische Symptomatik (z. B. einseitige Spondylolyse): Kontrolle nach 2 Jahren.
Im Wachstumsalter: eingeschränkte Belastbarkeit (Cave: Progredienz).
Bei radiologischen Auffälligkeiten **mit** klinischer Symptomatik: rumpfstabilisierende Maßnahmen und Kontrolle nach 6 Monaten (auch bei beidseitiger Spondylolyse und Spondylolisthesis).
Vorübergehend *keine* uneingeschränkte Sporttauglichkeit, besonders im Wachstumsalter.

Prävention
Funktionsgymnastik zum Erhalt und Therapie der muskulären Balance.

Literatur
Groher, W. (1997). Wasserspringen. In Engelhardt, M., Hintermann, B., Segesser, B. (Hrsg.), *GOTS – Manual Sporttraumatologie*, 369–370. Bern: Verlag Hans Huber.
Groher, W. (1970). Rückenschmerzen und röntgenologische Veränderungen bei Wasserspringern. *Z Orthop. 108*, 51–61.

4 EMPFOHLENE RÖNTGENUNTERSUCHUNGEN

Die folgende Tabelle soll eine Aufstellung derjenigen Sportarten darstellen, bei deren Athleten im Rahmen der erstmaligen Kaderuntersuchung eine entsprechende Röntgendiagnostik unabhängig von eventuellen Beschwerden empfohlen wird. Die angegebenen Zusatzaufnahmen sind als fakultativ anzusehen und können somit wertvolle, weitergehende Informationen liefern. Alle genannten Aufnahmen sollten im Stehen angefertigt werden.

Zusätzlich zu den im folgenden Teil aufgeführten Röntgenaufnahmen wird bei zunehmenden Belastungen im Krafttraining mit Gewichten und einem Trainingsumfang von mehr als 4 Trainingseinheiten pro Woche in Sportarten mit einem hohen Anteil an Sprungbelastungen (z. B. Volleyball, Handball, Skispringen etc.) die Anfertigung von Röntgenaufnahmen der LWS in 2 Ebenen im Stehen empfohlen.

Werden vom Athleten im Rahmen der Kaderuntersuchung Beschwerden im Bereich des Stütz- und Bewegungsapparates angegeben, sollte nach Auffassung der Autoren in jedem Falle eine Nativ-Röntgendiagnostik der entsprechenden Region durchgeführt werden.

Röntgen

Sportart	Region	Strahlengang	Evtl. Zusatz
Eiskunstlauf	LWS	ap. + lat.	Schräg Funktionsaufnahmen
Gewichtheben	LWS	ap. + lat.	Schräg Funktionsaufnahmen
Judo	LWS	ap. + lat.	Schräg Funktionsaufnahmen
Kanu	BWS	ap. + lat.	
Karate/Taekwondo	LWS	ap. + lat.	Schräg Funktionsaufnahmen
Klassisches Ballett und Tanz	LWS	ap. + lat.	Schräg Funktionsaufnahmen
Kunstradfahren (Untermann)	LWS	ap. + lat.	Schräg Funktionsaufnahmen
Kunstturnen	LWS	ap. + lat.	Schräg Funktionsaufnahmen
LA-Lauf (Hürden)	LWS	ap. + lat.	Schräg Funktionsaufnahmen
LA-Sprung (Stabhochsprung)	LWS	ap. + lat.	Schräg Funktionsaufnahmen
LA-Wurf (Speerwurf)	LWS	ap. + lat.	Schräg Funktionsaufnahmen
Rhythmische Sportgymnastik	LWS	ap. + lat.	Schräg Funktionsaufnahmen
Ringen	LWS	ap. + lat.	Schräg Funktionsaufnahmen
Rudern	LWS	ap. + lat.	Schräg Funktionsaufnahmen
Schwimmen (Delphin)	LWS	ap. + lat.	Schräg Funktionsaufnahmen
Trampolinturnen	LWS	ap. + lat.	Schräg Funktionsaufnahmen
Wasserspringen	LWS	ap. + lat.	Schräg Funktionsaufnahmen

5 AUTORENVERZEICHNIS

Dr. med. Heinz Birnesser
Ärztlicher Leiter
Universitätsklinik Freiburg
Sportorthopädie/Sporttraumatologie
Hugstetter Str. 55
79106 Freiburg

Dr. med. Hans-Peter Boschert
Sporttraumatologie im Mooswald
An den Heilquellen 6
79111 Freiburg

Dr. med. Rainer Eckardt
Oberarzt
Rehabilitationskrankenhaus Ulm
Abteilung für Medizinische Rehabilitation
Oberer Eselsberg 45
89081 Ulm

Dr. med. Andreas Gösele
Ärtzlicher Leiter,
Swiss Olympic Medical Center
Praxisklinik Rennbahn für Orthopädie
und Sportmedizin
St. Jakobstr. 106
CH-4132 Muttenz

Priv.-Doz. Dr. med. Thomas Horstmann
Oberarzt
Medizinische Klinik,
Abteilung Sportmedizin
Orthopädische Universitätklinik
Hölderlinstrasse 11
72074 Tübingen

Priv.-Doz. Dr. med. Frank Mayer
Oberarzt
Medizinische Klinik,
Abteilung Sportmedizin und
Orthopädische Universitätklinik
Hölderlinstrasse 11
72074 Tübingen

Dr. med. Holger Schmitt
Leiter Bereich Sportorthopädie
Stiftung Orthopädische Universitätsklinik
Schlierbacher Landstr. 200 a
69118 Heidelberg

Sportfachbücher

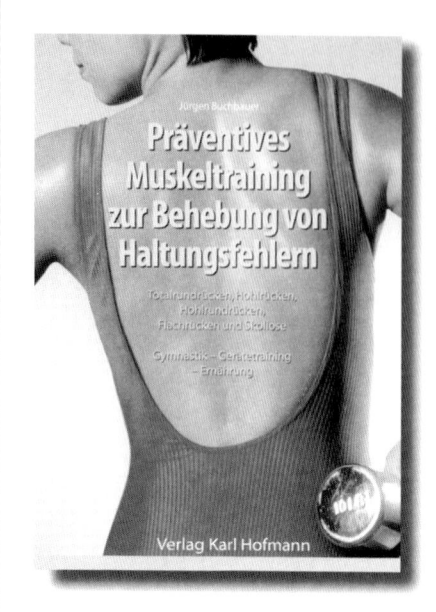

Jürgen Buchbauer

Präventives Muskeltraining zur Behebung von Haltungsfehlern

Totalrundrücken, Hohlrücken, Hohlrundrücken, Flachrücken und Skoliose
Gymnastik – Gerätetraining – Ernährung
2., verbesserte Auflage 2001

Dieses Buch richtet sich an all diejenigen, die einen Haltungsfehler gezielt korrigieren möchten, und auf lange Sicht einen Haltungsschaden vermeiden wollen.

Trainern, Sportlehrern, Physiotherapeuten und anderen, die sich mit Gymnastik und Rückenschule sowie Gerätetraining beschäftigen, soll mit diesem Band ein „roter Faden" gegeben werden, um nicht nur Gymnastik oder nur Gerätetraining gegen einen Haltungsfehler zu üben, sondern Gymnastik in Verbindung mit Gerätetraining anzuwenden.

1999. Format 17 x 24 cm, 224 Seiten,
ISBN 3-7780-7672-2 **(Bestell-Nr. 7672)** öS 358.–; sFr. 45.50; **DM 49.–**

Verlag Karl Hofmann Postfach 1360, 73603 Schorndorf
Tel. (0 71 81) 402-125, Fax (0 71 81) 402-111, E-Mail: hofmann@hofmann-verlag.de

PUSH AEQUI

Ofa
Bamberg
Medizinische Erzeugnisse
Postfach 14 80
96 005 Bamberg
09 51 . 60 47 - 0
09 51 . 60 47 -185 Fax
market@ofa.de

Ob Turnschuh oder Lackschuh — rund 2 Mio. Sprunggelenke pro Jahr kämpfen in Deutschland bei Verletzungen des fibularen Bandapparates immer noch mit ganz harten Bandagen.

Push Aequi ist die angenehmere Form einer modernen Knöchelorthese. Die einseitige Knöchelverstärkung auf der medialen Seite wird rundum durch die anatomisch und ergonomisch perfekt abgestimmten Diagonal-Tape-Zügel fixiert. Ein Wirkprinzip, das die Push Aequi Knöchelorthese einzigartig sicher macht. (Studie: Universität Ghent)

Die innovative und sinnvolle Kombination: gezielte Einschränkung der Inversions- und Eversionsbewegung. Gleichzeitig ausreichend Spielraum für die Plantar-/Dorsalflexion. Bestmögliche Stabilisierung eng am Gelenk, maßgerecht im Schuh für erhöhten Tragekomfort und mehr Compliance durch weniger (Orthesen-) Volumen.

Das alles stabilisiert die Therapie — zuzahlungsfrei! (Pos.-Nr. beantragt)
Die neue Bewegung. Ofa Orthopädie.

Die ganz harten Zeiten sind vorbei.

Sport und Sportunterricht

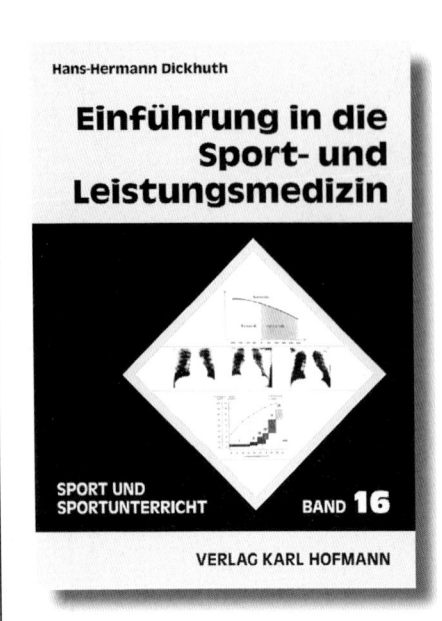

Prof. Dr. Hans-Hermann Dickhuth
unter Mitarbeit von
PD Dr. Hans-Christian Heitkamp,
Dr. Arno Hipp, PD Dr. Thomas Horstmann,
PD Dr. Frank Mayer, Prof. Dr. Hans Möller,
Dr. Andreas Niess, PD Dr. Kai Röcker,
Dr. Heiko Striegel

Einführung in die Sport- und Leistungsmedizin

Für Sportstudierende und auch für Medizinstudenten ist es außerordentlich schwer, eine Einführung in denjenigen Teil der Sportmedizin zu finden, der sich mit leistungsphysiologischen internistischen Fragen beschäftigt. Die meisten vorliegenden Lehrbücher sowohl im anglo-amerikanischen wie im deutschen Sprachraum sind entweder relativ einseitig klinisch oder (arbeits-)physiologisch ausgerichtet. Das Buch versucht deshalb entlang einer Vorlesung über zentrale Fragen der modernen Sport- und Leistungsmedizin eine Einführung zu geben, um den Gesamtrahmen zu verstehen, in dem sich die spezielle Literatur zu den einzelnen Themenkomplexen bewegt.

2000. Format 15,1 x 21 cm, 324 Seiten,
ISBN 3-7780-8461-5 **(Bestell-Nr. 8461)** öS 437.–; sFr. 54.– / **DM 59.80**

Verlag Karl Hofmann Postfach 1360, 73603 Schorndorf
Tel. (0 71 81) 402-125, Fax (0 71 81) 402-111, E-Mail: hofmann@hofmann-verlag.de

Bauerfeind. Weil das Leben aktiv ist.

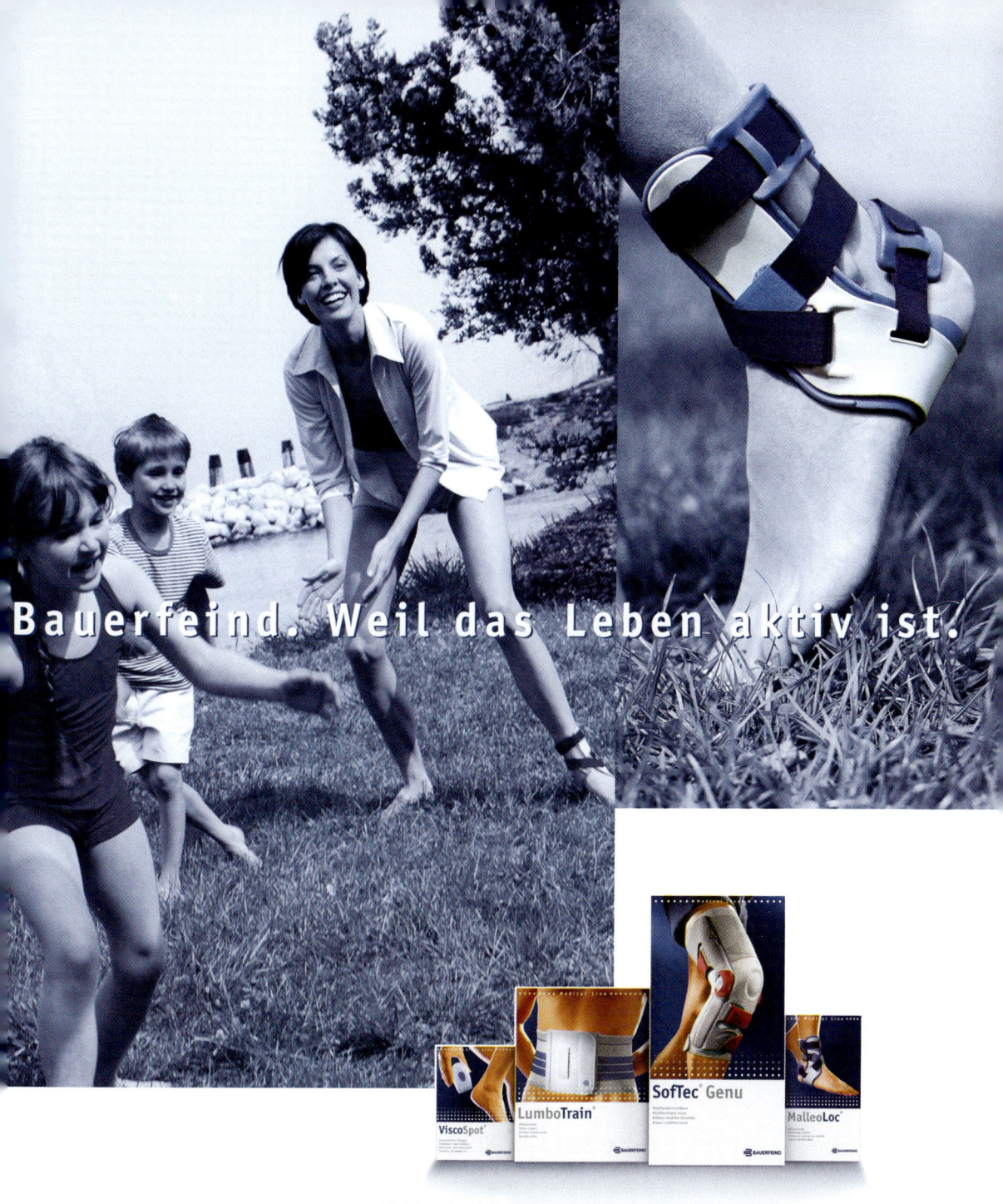

Die Bauerfeind Medical Line präsentiert sich im Design einer neuen Generation professioneller Orthopädie-Produkte. Mit vielen zukunftsweisenden Detaillösungen – von optimierten Funktionsbereichen über ein trendgerechtes Farbkonzept bis zur verkaufsaktiven Präsentation. Die neuen Bauerfeind Produkte sind die attraktiven Begleiter für den aktiven Lebensstil unserer Zeit.

Bauerfeind Orthopädie GmbH & Co. KG
Arnoldstraße 15 · D-47906 Kempen
Tel. 0180-3 25 25 18 · Fax 0180-3 25 25 19
www.bauerfeind.com

Ein Unternehmen der Bauerfeind Gruppe

BAUERFEIND

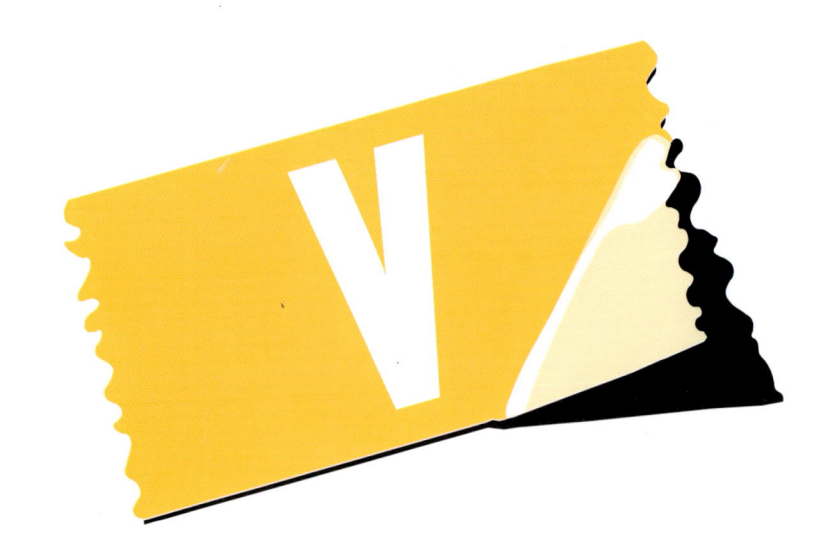

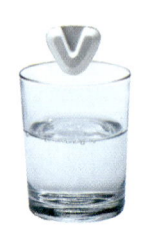

Voltaren Dispers®
macht Tempo

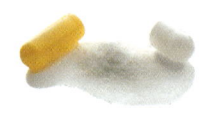

Voltaren Resinat®
zeigt Ausdauer

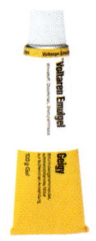

Voltaren Emulgel®
kommt auf den Punkt

NOVARTIS